Ratgeber Prämenstruelles Syndrom

Ratgeber zur Reihe Fortschritte der Psychotherapie
Band 51

Ratgeber Prämenstruelles Syndrom

Dr. Cornelia Weise, Dr. Gudrun Kaiser

Cornelia Weise
Gudrun Kaiser

Ratgeber Prämenstruelles Syndrom

Informationen für Betroffene und Angehörige

hogrefe

Dr. Cornelia Weise, geb. 1977. Seit 2011 Akademische Rätin in der AG Klinische Psychologie und Psychotherapie am Fachbereich Psychologie der Universität Marburg. 2021 Habilitation. Arbeitsschwerpunkte: Verhaltensmedizin, Psychotherapieforschung, Internetbasierte Interventionen.

Dr. Gudrun Kaiser, geb. 1989. Arbeitet in eigener Praxis und online als Psychotherapeutin und psychologische Beraterin. 2018 Promotion. 2021 Approbation zur psychologischen Psychotherapeutin (Verhaltenstherapie). Arbeitsschwerpunkte: Online-Therapie und Beratung, psychosomatische Erkrankungen, chronischer Schmerz, Stress und Burnout.

Bibliografische Information der Deutschen Nationalbibliothek
Die Deutsche Nationalbibliothek verzeichnet diese Publikation in der Deutschen Nationalbibliografie; detaillierte bibliografische Daten sind im Internet über http://dnb.dnb.de abrufbar.

Hogrefe Verlag GmbH & Co. KG
Merkelstraße 3
37085 Göttingen
Deutschland
Tel. +49 551 999 50 0
Fax +49 551 999 50 111
info@hogrefe.de
www.hogrefe.de

Umschlagabbildung: © iStock.com by Getty Images / Mindful Media
Satz: Michael Kleine, Hogrefe Verlag GmbH & Co. KG, Göttingen
Druck: mediaprint solution GmbH, Paderborn
Printed in Germany
Auf säurefreiem Papier gedruckt

1. Auflage 2022

(E-Book-ISBN [PDF] 978-3-8409-3089-8; E-Book-ISBN [EPUB] 978-3-8444-3089-9)
ISBN 978-3-8017-3089-5
https://doi.org/10.1026/03089-000

Inhalt

Vorwort

Das Wort „prämenstruell“ stammt aus dem Lateinischen und beschreibt die Zeit vor dem Einsetzen der Menstruationsblutung. In diesem Zeitraum kommt es bei fast allen Frauen mit Menstruationszyklus zu körperlichen und psychischen Veränderungen – in der Forschung geht man von bis zu 90 % aus (Campagne & Campagne, 2007). Die Veränderungen können vielfältig sein und sowohl positiv als auch negativ erlebt werden. Das Prämenstruelle Syndrom (kurz: PMS) bezieht sich jedoch ausschließlich auf negative Veränderungen, die in der Zeit vor dem Einsetzen der Menstruation auftreten. Liegt eine sehr starke Belastung und Beeinträchtigung vor, kann die Prämenstruelle Dysphorische Störung (PMDS) vorliegen. Im Gegensatz zu PMS ist PMDS eine Diagnose im engeren Sinne und ist beispielsweise im Diagnosemanual der amerikanischen psychiatrischen Gesellschaft aufgeführt. Dieses Buch richtet sich an Frauen, die selbst von PMS/PMDS betroffen sind. Wir wollen Ihnen Informationen und Anleitungen an die Hand geben, wie Sie mit den Beschwerden besser umgehen und Belastungen verringern können. In fünf Modulen sind Informationen, Strategien und praktische Übungen zusammengestellt, die Sie mithilfe von Arbeitsblättern am Ende des Buches auf Ihre persönliche Situation übertragen können. PMS und PMDS sind aber nicht nur für die direkt betroffenen Frauen relevant: Im Grunde hat fast jeder Mensch, der in Beziehungen lebt (und damit sind nicht nur Liebesbeziehungen, sondern auch Freundschaften oder Arbeitsbeziehungen gemeint), indirekt irgendwann einmal Kontakt zu PMS/PMDS. Daher können auch Personen, die nicht direkt selbst betroffen sind, von der Lektüre dieses Buches profitieren.

Wir wünschen Ihnen, dass der Ratgeber Ihnen hilft, im Umgang mit PMS bzw. PMDS neue Erkenntnisse umzusetzen, Anregungen zu teilen und Betroffene zu unterstützen!

Marburg und Berlin, März 2022 *C. Weise* und *G. Kaiser*

1 PMS – Was ist das überhaupt? Formen, Entstehung und Belastung

„Die kriegt bestimmt gerade ihre Tage" ist ein Satz, der im Alltag schnell fällt. Was genau heißt das jedoch? Und ab wann ist es auch auf wissenschaftlicher Basis zutreffend, von PMS oder PMDS zu sprechen? Zu Beginn unseres Buches wollen wir klären, welche Veränderungen PMS und PMDS umfassen und ab wann man überhaupt von PMS oder PMDS spricht. Zudem nähern wir uns der Frage an, wie PMS/PMDS entstehen. Damit bildet dieses Kapitel die Grundlage für unsere Frage in den kommenden Kapiteln: Wo können wir ansetzen, um die Belastung durch PMS/PMDS zu verringern?

1.1 Wie äußern sich prämenstruelle Beschwerden?

Beginnen wir mit einem Bericht aus der Praxis:

Beispiel

In den vergangenen drei Jahren ist Frau Meier von einem Arzt zur nächsten Ärztin gegangen – Gynäkolog:innen, Internist:innen, Psychiater:innen und Neurolog:innen – in der Hoffnung, Hilfe zu bekommen. Sie litt unter Stimmungsschwankungen, Schlafstörungen, Appetitveränderungen und Schmerzen in der druckempfindlichen Brust. Keiner konnte ihr weiterhelfen.

„Ein Arzt verabreichte mir ein Schilddrüsen-Medikament, ohne meine Schilddrüsenwerte zu untersuchen. Ein Psychologe empfahl mir eine Paartherapie. Eine Gynäkologin verordnete mir ein hormonelles Medikament, über dessen schwerwiegende Nebenwirkungen ich erst im Internet erfuhr."

Frau Meier fühlte sich zunehmend hilflos und hatte den Eindruck, die Kontrolle über sich und ihren Körper zu verlieren. Sie reagierte gereizt, auch gegenüber ihrem Ehemann, und verfiel grundlos in Weinkrämpfe. Die Symptome wurden so schlimm, dass sie in ihrem Alltag und Beruf immer mehr Einschränkungen erlebte. Sie konnte sich z. B. nur schwer konzentrieren und fühlte sich von vielen zurückgewiesen. Erstmalig waren die Symptome nach einer Fehlgeburt vor drei Jahren aufgetreten. Bei ihrer Recherche im Internet fand Frau Meier Berichte von Frauen, die unter ähnlichen Beschwerden litten. Schließlich las sie vom sogenannten „Prämenstruellen Syndrom“ und einer Empfehlung, die eigenen Beschwerden in einem Tagebuch zu dokumentieren. Mithilfe dieser Methode erkannte sie nun ein klares zeitliches Muster: Die Beschwerden traten immer in der Woche vor dem Einsetzen ihrer Periode auf. Leider zeigte keine:r der Behandelnden Interesse an ihren Aufzeichnungen. *„Die letzten drei Jahre waren sehr frustrierend für mich. Ständig das Gefühl zu haben, dass niemand mich und meine Beschwerden ernst nimmt und mir hilft, hat mich wirklich traurig gemacht.“*

In der Forschung wurden bisher mehr als 150 prämenstruelle Symptome identifiziert. Diese lassen sich grob in körperliche und psychische sowie gemischte Symptome unterteilen. Darüber hinaus gibt es noch Veränderungen im Verhalten, wie z.B. impulsive Handlungen, die oft Konsequenzen der psychischen bzw. körperlichen Symptome sind: So kann beispielsweise körperliche Erschöpfung (Müdigkeit) oder psychische Anspannung (Ärger) zu einer geringeren Arbeitsleistung oder zu Wutausbrüchen führen. In Tabelle 1 finden Sie die häufigsten prämenstruellen Veränderungen.

Neben den negativen gibt es aber auch positive prämenstruelle Veränderungen[1] wie beispielsweise mehr Kreativität, Zunahme der sexuellen Lust oder auch das Gefühl von mehr Kontrolle. Mit PMS/PMDS sind jedoch ausschließlich negative Veränderungen gemeint, wie sie in Tabelle 1 beschrieben sind. Darauf konzentrieren wir uns auch im vorliegenden Ratgeber, möchten jedoch ausdrücklich auf die positiven Veränderungen aufmerksam machen, da diese häufig vernachlässigt werden. In einer Übersichtsarbeit aus dem Jahr 2007 (Campagne & Campagne) wird deutlich, dass die meisten Frauen eine Mischung aus positiven und negativen Veränderungen berichten. Zu den häufigsten positiven Veränderungen zählen neben den bereits genannten auch mehr Energie, höhere Effizienz in Arbeitsangelegenheiten, ein höheres Interesse an

1 Wir sprechen nur dann von *Symptomen,* wenn es sich um prämenstruelle Veränderungen handelt, die von den Betroffenen als negativ und/oder beeinträchtigend erlebt werden. Handelt es sich um als positiv erlebte prämenstruelle Veränderungen, sprechen wir nicht von Symptomen, sondern von *Veränderungen.*

Tabelle 1: Die häufigsten prämenstruellen Veränderungen

Körperliche Symptome	Krämpfe (Becken oder Unterbauch), Anschwellen/Druckempfindlichkeit der Brust, Schwindel, Energielosigkeit, Kopfschmerzen, Wassereinlagerungen, Gewichtszunahme, Hautprobleme, Gelenkschmerzen/-steifheit, Kurzatmigkeit, Herzrasen/-pochen, Hitzewallungen, Verdauungsstörungen, Rücken- und Nackenschmerzen, Muskelschmerzen, Scheidentrockenheit, inneres Beben, nächtliches Schwitzen, Benommenheit/Kribbelgefühle
Gemischte Symptome	Veränderungen der sexuellen Lust, Appetitzunahme, nahrungsbezogene Gelüste, Durchschlafprobleme, Einschlafprobleme, Müdigkeit/Erschöpfung
Psychische Symptome	Anspannung, Angst, Weinanfälle, Depressivität, Reizbarkeit, Einsamkeit, Erleben von Kontrollverlust, Konzentrationsschwierigkeiten, Nervosität, Impulsivität, Stimmungsschwankungen, Ungeduld, geringes Selbstwertgefühl, Vergesslichkeit

Dingen oder auch ein erhöhtes Selbstbewusstsein. Durch den gesellschaftlichen Fokus auf mit dem Menstruationszyklus verknüpfte negative Veränderungen werden diese positiven Aspekte der prämenstruellen Phase häufig gar nicht richtig wahrgenommen. Unsere Erfahrung in der Arbeit mit betroffenen Frauen hat gezeigt, dass es sich lohnt, auch ganz bewusst nach positiven Veränderungen zu schauen (Kaiser, Schormann, Kues & Weise, 2018; King & Ussher, 2013). Dies kann dabei helfen, die prämenstruelle Phase nicht automatisch als „verlorene Tage" im Monat zu betrachten. Wenn das gelingt, werden nicht nur die negativen Aspekte dieser Tage wahrgenommen und gespeichert, sondern eben auch die positiven Erlebnisse dieser Tage.

Merke

Bei PMS/PMDS treten nicht nur negative Veränderungen (also *Symptome* wie z.B. psychische Anspannung) auf, es gibt durchaus auch positive prämenstruelle Veränderungen (wie z.B. vermehrte Energie oder höheres Selbstbewusstsein).

Hinsichtlich Anzahl und Art der Beschwerden gibt es große Unterschiede zwischen den Betroffenen: Es kann eine Kombination aus verschiedenen Symptomen vorliegen oder Betroffene erleben nur körperliche oder nur psychische Symptome. Es ist auch möglich, dass über die Zeit neue Symptome hinzukommen oder andere nachlassen. Meist zeigen sich jedoch typische Muster, die über die Zyklen hinweg immer wieder vorkommen.

Wenn die beschriebenen Symptome auftreten, bedeutet das nicht zwangsläufig, dass PMS/PMDS vorliegt. Die genannten Symptome können auch im Rahmen anderer körperlicher oder psychischer Erkrankungen auftreten, z.B. im Rahmen einer Depression. Man spricht nur dann von PMS/PMDS, wenn ein ganz markantes zeitliches Muster dieser Beschwerden vorliegt: Die Symptome treten nur in der zweiten Hälfte des Menstruationszyklus (insbesondere in den letzten sieben Tagen vor Einsetzen der Menstruation) auf und klingen mit Beginn der Menstruation wieder ab. Die Betroffene muss mindestens eine Woche lang nach ihrer Menstruation „symptomfrei" sein, um von PMS/PMDS sprechen zu können. Dieses Muster wiederholt sich von Zyklus zu Zyklus.

Merke

Von PMS/PMDS spricht man, wenn die Beschwerden ausschließlich in der prämenstruelle Phase auftreten und wenn sich Betroffene dadurch eingeschränkt fühlen.

Es ist wichtig, PMS/PMDS von anderen Beschwerden abzugrenzen, die sich auch in Abhängigkeit vom Menstruationszyklus verändern können, beispielsweise Allergien, Asthma oder psychische Erkrankungen wie Depressionen. Es kann vorkommen, dass es einer an Depression erkrankten Person während der Zeit vor der Menstruation schwerer fällt, mit ihren Beschwerden umzugehen. Eine solche Verstärkung von dauerhaft vorhandenen Beschwerden ist aber kein PMS/PMDS – ein wichtiger Unterschied ist, dass es keine symptomfreien Phasen ohne die depressiven Beschwerden gibt.

Zudem spricht man erst dann von PMS oder PMDS, wenn die prämenstruellen Beschwerden mit Beeinträchtigung einhergehen. Über das Kriterium, ab wann prämenstruelle Beschwerden als problematisch eingestuft werden, besteht bis heute keine Einigkeit. Bis zu 90 % der Frauen mit Menstruationszyklus erleben Veränderungen im Zusammenhang mit ihrem Menstruationszyklus (Campagne & Campagne, 2007). Von PMS spricht man, wenn die Betroffene durch die Veränderungen in verschiedenen Lebensbereichen deutlich eingeschränkt ist (soziale Kontakte, Beruf, Freizeit, Partnerschaft oder Familie). Wissenschaftliche Studien zeigen, dass ca. 20 % bis 40 % der Frauen durch ihre prämenstruellen Veränderungen beeinträchtigt sind (Braverman, 2007).

Wenn die Beschwerden mit besonders starken Beeinträchtigungen einhergehen, kann es sein, dass die Kriterien für die Prämenstruelle Dysphorische Störung (PMDS) erfüllt sind. Diese wurde 2013 von der Amerikanischen Psychiatrischen Gesellschaft (American Psychiatric Association, APA) als behandlungsbedürftiges Krankheitsbild definiert (American Psychiatric Association, 2013). Damit eine solche Diagnose erteilt wird, müssen – im Gegensatz zu PMS – strikte Kriterien erfüllt sein: Es müssen mindestens fünf Symptome aus unterschiedlichen Bereichen vorliegen (z. B. Stimmung, körperliche Symptome) und diese müssen mit einer starken Belastung und einem hohen Leiden einhergehen. Die Diagnose PMDS ist im Diagnostischen und Statistischen Manual psychischer Störungen (DSM-5) definiert (American Psychiatric Association, 2013). Studien zufolge sind ca. 3 % bis 5 % der Frauen im gebärfähigen Alter von PMDS betroffen (Borenstein, Chiou, Dean, Wong & Wade, 2005; Halbreich, Borenstein, Pearlstein & Kahn, 2003).

Merke

Häufig werden die Begriffe PMS und PMDS synonym verwendet, was streng genommen nicht korrekt ist. PMDS ist im Gegensatz zu PMS eine klar definierte Diagnose, die besonders stark ausgeprägte und beeinträchtigende prämenstruelle Beschwerden beschreibt.

Es gibt jedoch auch Fälle, in denen die strengen Kriterien einer PMDS nicht erfüllt sind, aber dennoch eine hohe Beeinträchtigung und sogenannter Leidensdruck vorliegt und somit Bedarf für eine Behandlung besteht. Daher wird in diesem Buch im Allgemeinen nicht zwischen PMS und PMDS unterschieden, vielmehr richtet sich der Ratgeber an alle Betroffenen, die unter ihren prämenstruellen Beschwerden leiden.

1.2 Woher kommt PMS/PMDS? Ein Erklärungsmodell

PMS/PMDS ist an den Menstruationszyklus geknüpft, dementsprechend leiden ausschließlich Frauen zwischen dem erstmaligen Eintreten der Menstruationsblutung und den Wechseljahren (und damit dem Ausbleiben der Menstruationsblutung) unter PMS/PMDS. Es ist wissenschaftlich anerkannt, dass hormonelle Schwankungen während des Menstruationszyklus bei der Entstehung von PMS/PMDS eine wichtige Rolle spielen. Die Forschung zeigt jedoch, dass PMS und PMDS nicht allein durch hormonelle Schwankungen erklärt werden können. Es gibt bis heute also nicht die *eine* Erklärung für die Ursachen von PMS/PMDS. Stattdessen wirken viele verschiedene Faktoren zusammen. Abbildung 1 zeigt ein Modell zur Entstehung und Aufrechterhaltung von PMS/PMDS. Die einzelnen Einflussfaktoren sind nummeriert und werden im Folgenden erklärt.

1.2.1 Faktor 1: Hormonelle Schwankungen

Um den Einfluss von Hormonen auf PMS/PMDS besser zu verstehen, ist es wichtig, die verschiedenen hormonellen Phasen während des Menstruationszyklus zu kennen. Den Zyklus kann man in drei Phasen aufteilen: die Follikelphase, den Eisprung und die Lutealphase. Abbildung 2 gibt eine kurze Erläuterung dazu, was in den einzelnen Phasen im Körper passiert.

Insbesondere die Zu- und Abnahme von Progesteron im Zyklusverlauf wurde lange als Auslöser prämenstrueller Symptome angenommen. Neuere Studien konnten jedoch keine Unterschiede im Progesteronspiegel zwischen Frauen mit und ohne PMS/PMDS nachweisen. Die Forschungsergebnisse legen stattdessen nahe, dass PMS/PMDS durch eine erhöhte Ansprechbarkeit betroffener Frauen auf hormonelle Veränderungen entsteht: Manche Frauen reagieren sensibler auf hormonelle Schwankungen als andere Frauen.

Die hormonellen Schwankungen während des Menstruationszyklus wirken sich zudem auch indirekt auf PMS/PMDS aus. So gibt es verstärkt Forschung

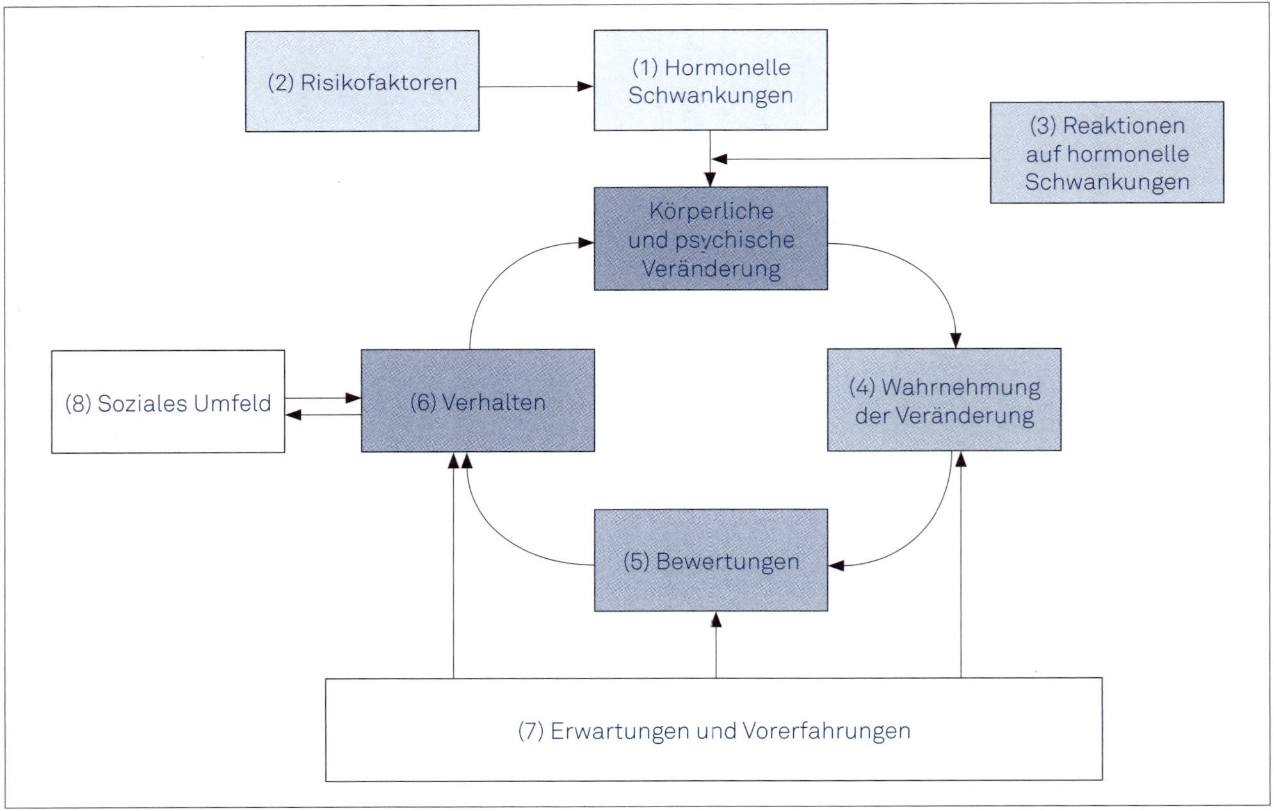

Abbildung 1: Erklärungsmodell für PMS/PMDS

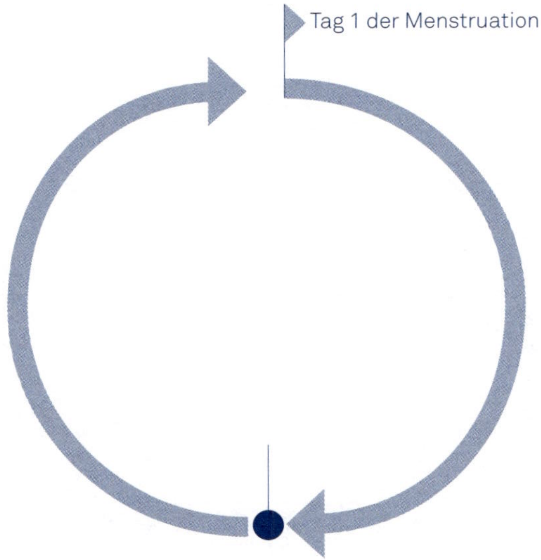

(1) Follikelphase

(dauert ca. 14 Tage)

Durch das *follikelstimulierende Hormon* (FSH) reifen die *Eizellen* im Eierstock. Daher auch der Name dieser Phase: Die schützende Hülle um die Eizelle nennt man *Follikel*.

Neben FSH steigt das Hormon *Estrogen*. Damit wird der Hypophyse in der späten Follikelphase signalisiert, das *luteinisierende Hormon* (LH) auszuschütten.

(2) Eisprung

(ca. am 14. Tag)

Die Zunahme des *luteinisierenden Hormons* zum Ende der Follikelphase regt den Eisprung an. Dabei wird die reife Eizelle aus dem *Follikel* ausgestoßen und *verlässt den Eierstock.*

Nach *Austreten der Eizelle aus dem Follikel* sinkt das luteinisierende Hormon stark ab und die Lutealphase beginnt.

(3) Lutealphase

(dauert ca. 14 - 16 Tage)

Nun bildet sich aus dem zurückgebliebenen Follikel der sog. *Gelbkörper*. Dieser produziert das Hormon *Progesteron*.

Durch das *Progesteron* bleibt die zuvor aufgebaute *Gebärmutterschleimhaut* erhalten, um die Einnistung einer befruchteten Eizelle zu ermöglichen.

Findet keine Befruchtung statt, baut sich der Gelbkörper ab, *Progesteron* und *Estrogen* sinken. Dadurch wird die *Gebärmutterschleimhaut abgestoßen* und der nächste Zyklus beginnt.

Abbildung 2: Die Phasen des Menstruationszyklus

zu Allopregnanolon (ein Abbauprodukt von Progesteron), das über eine Interaktion mit Gamma-Amino-Buttersäure (GABA) einen beruhigenden, stressreduzierenden Einfluss hat. Studien zeigen bei Frauen mit PMS/PMDS einen geringeren Anstieg von Allopregnanolon in Stresssituationen. Hierdurch wird möglicherweise auch ein Teil der PMS/PMDS-Symptomatik erklärt.

Hormonschwankungen im Verlauf des Menstruationszyklus wirken sich auch auf eine Substanz im Gehirn aus, die für die Regulation der Stimmung verantwortlich ist: das Serotonin. Serotonin hat eine angstlösende und antidepressive Wirkung und spielt auch bei Depressionen eine wichtige Rolle. Möglicherweise lassen sich dadurch Ähnlichkeiten zwischen PMS/PMDS und Depression erklären. Bei PMS/PMDS treten teilweise ähnliche Symptome wie bei Depression auf, z. B. Niedergeschlagenheit, Angst oder Schlafstörungen. Es gibt Hinweise in der Forschung, dass Frauen mit PMS/PMDS einen geringeren Serotoninspiegel in der prämenstruellen Phase haben als Frauen ohne PMS/PMDS (Marjoribanks, Brown, O'Brien & Wyatt, 2013). Ob dies eine Ursache oder Folge prämenstrueller Symptome ist, bedarf jedoch noch weiterer Forschung (ein Überblick zu hormonellen Einflüssen findet sich beispielsweise bei Rapkin & Akopians, 2012).

Zusammenfassend lässt sich festhalten, dass hormonelle Schwankungen einen Einfluss auf prämenstruelle Symptome haben. Dennoch gibt es bis heute viele ungeklärte Fragen, zum Beispiel die „Henne oder Ei"-Frage beim Serotoninspiegel (Was war zuerst da? Symptome oder ein veränderter Serotoninspiegel?) oder die Frage danach, warum manche Frauen sensibler auf die gleichen hormonellen Schwankungen reagieren als andere. Wir müssen davon ausgehen, dass hormonelle Schwankungen allein nicht alle prämenstruellen Veränderungen erklären können. Dementsprechend ist es wichtig, auch die anderen Einflussfaktoren des Modells zu betrachten.

1.2.2 Faktor 2: Risikofaktoren

Es gibt bestimmte Bedingungen, die die Wahrscheinlichkeit erhöhen, dass ein Ungleichgewicht im Hormonhaushalt entsteht, sogenannte *Risikofaktoren.* In der Forschung wurden diesbezüglich vor allem bestimmte Lebensabschnitte, Genetik, Stress und der Lebensstil untersucht.

Risikofaktor Lebensabschnitt. Es gibt verschiedene Lebensabschnitte, in denen das Risiko, PMS/PMDS zu entwickeln, erhöht ist. Wissenschaftliche Untersuchungen zeigen, dass starke Veränderungen im Hormonhaushalt zum erstmaligen Auftreten prämenstrueller Beschwerden führen oder ein bestehendes PMS bzw. eine bestehende PMDS verstärken können. Dazu zählen vor allem die Menarche (also der Beginn der Menstruation), postpartale Phasen (die Zeit nach einer Geburt) und das Klimakterium (die sogenannten Wechseljahre). Neben den starken hormonellen Veränderungen in diesen Phasen erhöhen auch psychische und soziale Aspekte das Risiko für die Entwicklung prämenstrueller Beschwerden.

In der *Menarche* führen die mit der Pubertät einhergehenden körperlichen Veränderungen zu einer generellen Verunsicherung. Durch Berichte von Gleichaltrigen, Familienangehörigen oder Medien können Mädchen ungünstige Erwartungen an die Menstruation und prämenstruelle Veränderungen entwickeln. Die häufig vorhandenen negativen Erwartungen gegenüber dem Menstruationszyklus können zu einer erhöhten Aufmerksamkeit auf körperliche Veränderungen im Zusammenhang mit dem Menstruationszyklus führen.

In der *postpartalen Phase* führen die Hormonumstellung nach der Geburt, das Stillen eines Kindes und der unregelmäßige Menstruationszyklus zu starken Hormonschwankungen und einem Ungleichgewicht im Hormonhaushalt. Zudem ist das Risiko für depressive Symptome in dieser Phase generell erhöht (sogenannte „Postpartum-Depression").

Schließlich ist eine weitere Phase starker hormoneller Schwankungen das *Klimakterium* (Wechseljahre). Frauen berichten, dass sie in dieser Phase viel Aufmerksamkeit auf körperliche Veränderungen richten, da sie verunsichert sind, wann die Periode ausbleiben wird und wie stark Wechseljahresbeschwerden auftreten werden. Körperlich kommt es zu einem hormonellen Ungleichgewicht, da der Eisprung weniger regelmäßig auftritt. Diese Hormonschwankungen beeinflussen verschiedene Körperfunktionen, z.B. Immunsystem, Schlaf, Stimmung, Gedächtnis aber auch sexuelle Funktionen. Psychisch kommt hinzu, dass diese Lebensphase ohnehin für viele Frauen belastend ist, da gleichzeitig berufliche und familiäre Aufgaben, aber auch Verpflichtungen gegenüber den eigenen Eltern unter einen Hut gebracht werden müssen („Sandwich-Generation").

Risikofaktor Genetik. Wissenschaftliche Untersuchungen zeigen, dass zumindest zu einem gewissen Anteil erbliche Faktoren bei PMS/PMDS eine Rolle spielen. So konnte z. B. in einer Zwillingsstudie eine Erblichkeitsrate von 56 % berechnet werden (Kendler, Karkowski, Corey & Neale, 1998). Dieses Ergebnis weist darauf hin, dass PMS/PMDS zu einem gewissen Grad erblich bestimmt sein kann.

Risikofaktoren in der Familie: Auch andere familiär weitergegebene Faktoren gelten als Risikofaktor für PMS/PMDS, beispielsweise der Umgang mit Gefühlen, Erwartungen oder Stress. Wichtig ist dabei aber, dass auch wenn bei einer Mutter prämenstruelle Beschwerden aufgetreten sind, dies nicht zwangsläufig bedeutet, dass die Tochter ebenfalls PMS/PMDS entwickeln muss bzw. stark dadurch beeinträchtigt ist.

Risikofaktoren Stress und Lebensstil. Es liegt nahe, anzunehmen, dass PMS durch besonders stressige Lebensphasen ausgelöst bzw. verstärkt wird. Betrachtet man bisherige Forschungsergebnisse, scheint dies jedoch nicht der Fall zu sein. In einer Studie US-amerikanischer Forscher beispielsweise wurden Frauen mit und ohne PMS/PMDS in der Woche vor und nach ihrer Menstruation nach stressreichen Ereignissen befragt und gebeten, diese zu bewerten (Fontana & Palfai, 1994). Es zeigte sich, dass Frauen mit prämenstruellen Beschwerden vor allem in der Phase vor der Menstruation alltägliche Stressereignisse als deutlich stressreicher und weniger wünschenswert erleben als Frauen ohne diese Beschwerden. Nach der Menstruation konnten solche Unterschiede nicht mehr festgestellt werden. Nicht der Stress selbst, sondern vielmehr die Bewertung von stressigen Ereignissen ist demnach als entscheidend einzuschätzen. Auch in unserer Arbeit mit betroffenen Frauen zeigte sich, dass Frauen mit PMS/PMDS nicht mehr oder weniger Stressereignisse erleben als Frauen ohne PMS/PMDS. Die Anzahl der stressreichen Erlebnisse scheint also keine bedeutsame Rolle zu spielen, sondern vielmehr Unterschiede in der Bewertung und Wahrnehmung von Stress.

Neben der Bewertung und Wahrnehmung von Stress zeigt sich in Forschung und Praxis die Bedeutung des Lebensstils. Insbesondere Ernährung und Bewegung im Alltag haben einen Einfluss auf prämenstruelle Veränderungen. Beispielsweise hängt erhöhter Kaffee- oder Alkoholkonsum mit stärkeren prämenstruellen Beschwerden zusammen. Bewegung hingegen gilt als wichtiger Schutzfaktor: Studien zeigen, dass sportliche Aktivität Stimmungsschwankungen vor und während der Menstruation reduziert.

1.2.3 Faktor 3: Reaktion auf hormonelle Schwankungen

Studien fanden Hinweise darauf, dass Schwankungen im Hormonspiegel allein nicht automatisch zu PMS/PMDS führen. Vielmehr reagieren einige Frauen besonders sensibel auf die hormonellen Veränderungen und die Veränderungen im Gehirnstoffwechsel. Sie erleben dadurch bei hormonellen Schwankungen körperliche und psychische Veränderungen (z. B. das Gefühl von Abgeschlagenheit oder Lustlosigkeit), wohingegen andere Frauen mit den gleichen hormonellen Schwankungen keine Veränderungen berichten. Liegt eine solche höhere Empfindlichkeit vor, steigt auch das Risiko unter PMS/PMDS zu leiden: Wie in dem Modell ersichtlich, wird erst bei Frauen mit einer erhöhten Empfindlichkeit für hormonelle Veränderungen der „Teufelskreis" in Gang gesetzt (vgl. Abbildung 1). Aber auch dann liegt nicht automatisch ein PMS bzw. eine PMDS vor. Im Folgenden wollen wir uns die weiteren Einflüsse anschauen, die für die Entstehung und Aufrechterhaltung von PMS/PMDS wichtig sind.

1.2.4 Faktor 4: Wahrnehmung der Veränderungen

Das Vorliegen von hormonellen Schwankungen und die damit einhergehenden körperlichen bzw. psychischen Veränderungen führen nicht allein dazu, dass PMS/PMDS entsteht. Vielmehr muss die Betroffene die körperlichen und psychischen Veränderungen bewusst wahrnehmen. Hierbei spielt eine wichtige Rolle, wie feinfühlig körperliche Veränderungen wahrgenommen werden und wie stark Betroffene in ihren Körper „hören". Dieses Konzept wird in der Forschung „somatosensorische Amplifikation" genannt und ist bei Frauen mit PMS/PMDS stärker ausgeprägt als bei Frauen ohne PMS/PMDS (Kaiser et al., 2018).

1.2.5 Faktor 5: Bewertungen

Die Art und Weise, wie Betroffene die Veränderungen bewerten und welche Gedanken sie sich darüber machen, spielt eine wichtige Rolle in der Entstehung und Aufrechterhaltung von PMS/PMDS. Wir haben die Erfahrung gemacht, dass sich die Betroffenen hier sehr stark unterscheiden: Während manche unserer Patientinnen ihre prämenstruellen Veränderungen als normalen, gesunden Prozess verstehen, bewerten andere die Veränderungen als Bedrohung und wieder andere als Warnsignal des eigenen Körpers bei Überlastung. Die Bewertungen der Beschwerden sind so vielfältig wie die Betroffenen selbst.

1.2.6 Faktor 6: Verhalten

Da PMS/PMDS zu starkem Leid und starker Beeinträchtigung führen kann, löst dies häufig Druck bei Betroffenen aus, nach „jedem Strohhalm" greifen zu müssen, um die Beschwerden zu reduzieren. Das kann bewirken, dass auf Bewältigungsstrategien zurückgegriffen wird, die vielleicht kurzfristig zu einer Linderung der Beschwerden, langfristig jedoch in einen Teufelskreis führen. Dies ist beispielsweise der Fall, wenn Betroffene sich stark schonen oder aus dem sozialen Umfeld zurückziehen. Aber auch der sogenannte Medikamentenmissbrauch, also die fehlerhafte oder überdosierte Einnahme von Medikamenten, gehört dazu. Ein weiteres Beispiel ist die andauernde Suche nach neuen Behandlungen. Durch diese Verhaltensweisen wird den Symptomen immer mehr Aufmerksamkeit zugewendet. Langfristig führt das dazu, dass die Beschwerden viel schneller und stärker wahrgenommen werden und dadurch immer mehr Raum im Leben der Betroffenen einnehmen. Darüber hinaus spielen auch Erwartungen und Vorerfahrungen eine wichtige Rolle bei der Entstehung von PMS/PMDS.

1.2.7 Faktor 7: Erwartungen und Vorerfahrungen

In Studien zeigte sich, dass Frauen, die erwarten, dass die prämenstruelle Phase mit negativen Veränderungen einhergeht, selbst mehr prämenstruelle Beschwerden berichten (Craner, Sigmon & Martinson, 2015; Klebanov & Jemmott, 1992). Diese Erwartungen können durch negative Vorerfahrungen entstehen, beispielsweise durch das Erleben von PMS/PMDS bei der eigenen Mutter, durch Medienberichte und gesellschaftliche Diskussionen oder auch durch eigene Erfahrungen in vorangegangenen Zyklen. Die negativen Erwartungen und Vorerfahrungen können dazu führen, dass Betroffene die

Aufmerksamkeit verstärkt auf die körperlichen Beschwerden lenken und die Symptome negativ bewerten.

1.2.8 Faktor 8: Soziales Umfeld

Bei der Entstehung und Aufrechterhaltung von PMS/PMDS spielen jedoch nicht nur innere Prozesse wie beispielsweise Erwartungen und Vorerfahrungen eine wichtige Rolle, sondern auch das soziale Umfeld und die Kultur, in der eine Person geprägt wurde. Dabei haben die prämenstruellen Symptome und das daraus folgende Verhalten nicht nur Konsequenzen für die Betroffenen selbst, sondern wirken sich auch auf den Kontakt zu nahestehenden Menschen aus, z. B. bei Konflikten im Zusammenhang mit zyklusbedingten Stimmungsschwankungen.

Gleichzeitig spielen auch Erwartungen und Bewertungen aus dem sozialen Umfeld eine wichtige Rolle. Betroffene werden häufig mit Vorurteilen konfrontiert, ihnen werden negative Eigenschaften zugeschrieben (z. B. sich nicht gut zu kontrollieren) oder ihnen werden schlechte Absichten unterstellt (z. B. nicht arbeiten zu wollen). Dies kann das Leiden durch PMS/PMDS zusätzlich erhöhen und ein Gefühl der Unzulänglichkeit hervorrufen, was wiederum zu sozialem Rückzug und damit zu einer Verstärkung der Symptome führen kann.

1.3 Mein persönlicher „PMS/PMDS-Teufelskreis“

Wie im Erklärungsmodell für PMS/PMDS (vgl. Abbildung 1) deutlich wurde, ist die Entstehung und Aufrechterhaltung von PMS/PMDS durch eine „teufelskreisartige“ Entwicklung bestimmt. Dieser Kreislauf ist geprägt durch viele verschiedene Einflussfaktoren, die bei jeder Person anders verteilt sind. Daher möchten wir Ihnen zwei Arbeitsblätter an die Hand geben, mit deren Hilfe Sie Ihre ganz persönlichen Einflussfaktoren entdecken und Ihr persönliches Modell entwickeln können.

> Wir empfehlen Ihnen, sich etwas Zeit zu nehmen, um das Arbeitsblatt 1 „Meine persönlichen Risikofaktoren“ (vgl. Anhang, S. 97 f.) und das Arbeitsblatt 2 „Mein PMS-Modell“ (vgl. Anhang, S. 99 f.) zu bearbeiten. Ihre Erkenntnisse daraus sind eine wichtige Grundlage für die Lektüre der weiteren Kapitel.

Bevor es darum gehen wird, wie Sie selbst die Belastung durch PMS/PMDS verringern können, werden im nächsten Kapitel zunächst mögliche Behandlungen vorgestellt und Sie können für sich prüfen, ob Sie eine Behandlung benötigen und welche Behandlungsmethode für Sie passend ist.

2 Unterstützung in Anspruch nehmen: Was kann ich im Umgang mit PMS/PMDS tun?

Wie bisher deutlich geworden ist, kennen fast alle Frauen prämenstruelle Veränderungen. Ab wann ist jedoch eine Behandlung sinnvoll? Und was gibt es überhaupt für Behandlungsmöglichkeiten?

2.1 Welche Behandlungsansätze gibt es?

Es existieren viele verschiedene Behandlungsansätze bei PMS/PMDS. Allerdings gibt es nach aktuellem wissenschaftlichem Stand keine Behandlung, mit der die prämenstruellen Symptome vollständig „geheilt" werden können. Da es sehr frustrierend ist, wenn verschiedene Behandlungen erfolglos bleiben, empfehlen wir Ihnen, sich auf diejenigen Verfahren zu konzentrieren, die für die eigene Situation passend scheinen. Dabei kann es sich lohnen, einerseits Methoden zu erproben, die auf die Linderung der Beschwerden abzielen (z.B. Ernährung oder Medikamente), und andererseits mithilfe von Psychotherapie oder Selbsthilfeansätzen den Umgang mit den Beschwerden zu verbessern. Im Folgenden geben wir Ihnen zunächst einen Überblick über bestehende Behandlungsmöglichkeiten. Diese können in drei Bereiche unterteilt werden: (1) Medikamente und chirurgische Eingriffe, (2) Psychotherapie und Selbsthilfe sowie (3) Nahrungsergänzungsmittel und pflanzliche Präparate.

2.1.1 Medikamente und chirurgische Eingriffe

Der üblichste Behandlungsansatz bei PMS/PMDS in Deutschland sind Medikamente. Für Betroffene, bei denen kein aktueller Kinderwunsch besteht, können hormonelle Verhütungsmittel, die den Eisprung verhindern (sogenannte Ovulationshemmer) eingesetzt werden. In den USA wurden zum Einsatz bei PMS/PMDS Kombinationspräparate aus Östrogen und Gestagen zugelassen. Studien zeigten, dass diese zwar zu einer Besserung der PMS/PMDS-Beschwerden insgesamt geführt haben, dass sie aber nicht wie gehofft ganz spezifisch die Stimmungsschwankungen (also z. B. die gedrückte Stimmung) verbessern konnten (de Wit et al., 2021). Die diversen Nebenwirkungen bei hormonellen Präparaten machen nicht nur eine enge ärztliche Rücksprache notwendig, sondern schränken auch die Akzeptanz bei den Betroffenen ein. Insgesamt ist die Forschungslage zur Wirksamkeit hormoneller Präparate bei PMS/PMDS zum aktuellen Zeitpunkt noch nicht ausreichend und einzelne Befunde sind widersprüchlich.

Als weitere Medikamentengruppe werden Antidepressiva eingesetzt. Sie zielen darauf ab, das vermutete Ungleichgewicht an Serotonin im Gehirn auszugleichen (Eriksson et al., 2016; Rapkin & Akopians, 2012). Die Wirkung von Antidepressiva ist im Allgemeinen stimmungsaufhellend und angstlösend, wobei es verschiedene Präparate gibt, sodass auch hier eine enge ärztliche Rücksprache notwendig ist. Es gibt vereinzelte Studien, die Hinweise darauf geben, dass Antidepressiva bei Frauen mit PMS/PMDS durchaus wirksam sind. In einer Auswertung aller zu diesem Zeitpunkt vorhandenen wissenschaftlichen Studien zeigte sich, dass Antidepressiva kleine Effekte auf die Stimmung und mittlere Effekte auf das „Funktionieren" im Alltag haben (Kleinstäuber, Witthöft & Hiller, 2012). Anders als bei Depressionen kann die Einnahme auf die prämenstruelle Phase beschränkt werden. Der Nachteil ist jedoch, dass Antidepressiva häufig mit unangenehmen Nebenwirkungen verbunden sind, wie z. B. Übelkeit, Schlafstörungen oder Verlust von sexuellem Interesse. Auch gibt es bisher nicht genügend Studien, um eine Empfehlung für Antidepressiva auf wissenschaftlicher Grundlage auszusprechen. Die Arbeitsgemeinschaft der Wissenschaftlichen Medizinischen Fachgesellschaften e. V. (AWMF) gibt regelmäßig Leitlinien heraus, welche von Expert:innen auf dem jeweiligen Gebiet verfasst werden, die sogenannten S3-Leitlinien. Die neueste Fassung von 2015 beinhaltet wegen der zu geringen Anzahl an Studien bisher keine Empfehlung für die Verabreichung von Antidepressiva bei PMS/PMDS (DGPPN, BÄK, KBV & AWMF, 2015).

Äußerst selten werden chirurgische Eingriffe vorgenommen, beispielsweise die Entfernung der Eierstöcke. Die Folgen solcher Eingriffe sind schwerwiegend (Zeugungsunfähigkeit) und nicht mehr rückgängig zu machen, weswegen sie nur in äußersten Ausnahmefällen (z. B. sehr schwere Symptomatik), nach erfolglosen Behandlungsversuchen sowie sorgsamer Kosten-Nutzung-Abwägung eingesetzt werden. Zum aktuellen Zeitpunkt existieren wenig Studien zur Effektivität chirurgischer Eingriffe.

Wird eine medikamentöse Behandlung angestrebt, ist eine ausführliche Beratung erforderlich, bei der verschiedene Faktoren berücksichtigt werden (z. B. Kinderwunsch, Hormonstatus, parallel auftretende gynäkologische Erkrankungen). Vor allem in größeren Städten gibt es hierfür spezialisierte Zentren (sogenannte gynäkologische Endokrinologie oder endokrinologische Zentren), in denen Gynäkolog:innen mit weiteren Fachärzt:innen und Psycholog:innen kooperieren, um eine solche umfassende Diagnostik und Ableitung entsprechender Behandlungsschritte zu ermöglichen.

2.1.2 Psychotherapie und Selbsthilfe

Im Gegensatz zu medikamentösen Ansätzen, die auf eine direkte Linderung der Symptome abzielen, ist das Ziel von Psychotherapie und Selbsthilfe, die Lebensqualität von Betroffenen durch einen verbesserten Umgang mit den Beschwerden zu erhöhen. Bisher wurden von den psychologischen Behandlungsansätzen die besten Wirksamkeitsbelege für die kognitive Verhaltenstherapie erbracht (siehe z. B. Weise et al., 2019). Unsere eigene Erfahrung aus der therapeutischen Praxis hat gezeigt, dass die Nutzung kognitiv-verhaltenstherapeutischer Strategien nicht nur sehr wirksam ist, sondern von den Betroffenen auch sehr gut akzeptiert wird. Aus diesem Grund nehmen im vorliegenden Ratgeber Strategien und Techniken der kognitiven Verhaltenstherapie einen bedeutsamen Anteil ein. Dazu zählen zum einen die sogenannten *kognitiven Strategien,* mit denen solche hinderlichen Gedanken und Bewertungen analysiert und verändert werden können, die mit dem Erleben von Belastung zusammenhängen. Zum anderen geht es um *Strategien zur Verhaltensänderung,* also beispielsweise darum, wie bestimmte Verhaltensweisen geändert werden können, um Belastung im Alltag ganz konkret abzubauen (z. B. indem ein Entspannungstraining erlernt wird). Durch solche Verhaltensänderungen kommt es nicht nur zu einem besseren Umgang mit den Beschwerden, es kann vielmehr auch indirekt zur Verbesserung der Symptome selbst führen. Die kognitiven Veränderungen und die Verhaltensänderungen gehen dabei Hand in Hand: Wenn es Betroffenen beispielsweise gelingt, eine hinderliche Bewertung (z. B. „In der prämenstruellen Phase kann ich mich doch sowieso nicht zu Sport aufraffen.") zu verändern, dann kann dies eine Veränderung des Verhaltens (z. B. sportliche Aktivität in der prämenstruellen Phase) erleichtern. Gelingt es dann tatsächlich die sportliche Aktivität zu erhöhen, kann das einerseits ablenkende Wirkung haben, andererseits aber durch eine Verbesserung des gesundheitlichen Zustands zu einer Linderung der prämenstruellen Beschwerden führen. Kognitive Verhaltenstherapie wird in Deutschland von Psychotherapeut:innen angeboten und von den Krankenkassen finanziert. Das Aufsuchen einer Psychotherapie ist aus unserer Erfahrung vor allem dann empfehlenswert, wenn Betroffene in ihrem Alltag massiv eingeschränkt sind, beispielsweise häufiger ihrer Arbeit nicht mehr nachgehen können oder es in Symptomphasen nicht schaffen, die Wohnung zu verlassen. Aber auch, wenn die Belastung nicht so massiv ausgeprägt ist, können Betroffene unter ihren prämenstruellen Symptomen leiden. In diesem Fall stellt auch die Selbsthilfe eine wichtige Behandlungsoption dar. Ein Instrument der Selbsthilfe halten Sie mit diesem Buch in Ihren Händen. Auch wenn sich dieser Ratgeber in erster Linie an Personen richtet, die deutlich unter prämenstruellen Symptomen leiden, können durchaus auch Frauen, bei denen nur leichte prämenstruelle Beschwerden vorliegen, hier hilfreiche Tipps und Ideen zum Umgang mit den Beschwerden finden. Mit den im Kapitel 3 vorgestellten Modulen wollen wir Sie ganz konkret dabei unterstützen, selbst Strategien zu finden, um Ihre Lebensqualität trotz prämenstrueller Beschwerden zu erhöhen.

2.1.3 Nahrungsergänzungsmittel und pflanzliche Präparate

Nahrungsergänzungsmittel, die bei PMS/PMDS häufig eingesetzt werden, sind Vitamin B6, Calcium und Magnesium. Es gibt bisher jedoch noch keine ausreichend großen wissenschaftlichen Studien, die die Wirksamkeit belegen. Einige unserer Patientinnen berichteten dennoch von positiven Effekten durch den Einsatz von Nahrungsergänzungsmitteln. Es kann bei zu hohen Dosierungen zu Nebenwirkungen kommen, sodass auch hier die Einnahme nur nach ärztlicher Rücksprache erfolgen sollte. Vor allem sollte vor der Einnahme ärztlich untersucht werden, ob überhaupt ein entsprechender Mangel vorliegt.

Als pflanzliche Präparate werden häufig Mönchspfeffer (auch bekannt als Vitex agnus-castus), Nachtkerzenöl und Johanniskraut eingesetzt, die ohne Rezept in Apotheken oder Drogerien erhältlich sind. Wissenschaftliche Untersuchungen zu deren Wirksamkeit gibt es bisher nur wenige, jedoch weisen erste Studien auf eine Wirksamkeit von Mönchspfeffer und Johanniskraut hin (für einen Überblick siehe die Arbeiten von Verkaik, Kamperman, Westrhenen & Schulte, 2017, bzw. Cerqueira, Frey, Leclerc & Brietzke, 2017).

2.2 Wer sollte wann eine Behandlung aufsuchen?

So individuell wie die prämenstruellen Symptome ausgeprägt sind, so individuell sind auch die passenden Behandlungen. Bei der Wahl einer Behandlung kommt es darauf an, *welche Symptome* im Vordergrund stehen, *wie schwer* sie ausgeprägt sind und *wie sehr* sie im Alltag *beeinträchtigen*. Die Einnahme von Hormonpräparaten ist aufgrund der mitunter starken Nebenwirkungen nur bei schwerwiegenden, sehr stark beeinträchtigenden PMS/PMDS-Beschwerden zu empfehlen. Hormonelle Verhütungsmittel können auch bei mittelgradigen Beschwerden eingesetzt werden. Auch Psychotherapie und Nahrungsergänzungsmittel sind sowohl bei mittelgradigen als auch bei schwerwiegenden Beschwerden einsetzbar, gegebenenfalls parallel zu einer medikamentösen Behandlung. Nicht zuletzt ist aber auch die Verfügbarkeit von Behandlungsansätzen entscheidend. So sind die Wartezeiten für Psychotherapie teilweise lang und nicht immer sind passende Fachärzt:innen schnell gefunden. An dieser Stelle soll Ihnen dieses Buch Unterstützung bieten.

2.3 Was kann ich selbst tun und wie kann mir das vorliegende Buch helfen?

Das vorliegende Buch ist ein Instrument zur Selbsthilfe. Es soll Ihnen helfen, ein besseres Verständnis für Ihre Symptome zu bekommen, Einflussfaktoren zu identifizieren und Verhalten zu verändern. Es soll Sie also im Sinne der kognitiven Verhaltenstherapie zur „Expertin" Ihrer prämenstruellen Beschwerden machen. Nehmen Sie dazu noch einmal Ihren persönlichen Teufelskreis bzw. das allgemeine Modell aus Kapitel 1.2 auf Seite 16 zur Hand. Wir setzen im Folgenden im unteren Bereich des Modells an, um den Teufelskreis zu durchbrechen: Den Gedanken, Bewertungen und Erwartungen. Dieser Bereich mit den sogenannten kognitiven Inhalten ist der Hauptfokus unseres Ratgebers. Zudem finden Sie im Ratgeber Modulinhalte zu den spezifischen Risikofaktoren Ernährung, Bewegung und Entspannung (vgl. Kapitel 3). Hier sei jedoch schon jetzt darauf hingewiesen, dass wir nicht den Anspruch haben, die letztgenannten Themen vollumfänglich zu behandeln. Wir wollen vielmehr einen Einblick geben, um potenzielle Ansatzpunkte zu identifizieren. Wir haben den Schwerpunkt der Module auf die kognitiven Inhalte gelegt, da es hierzu bisher sehr wenig (Selbsthilfe-)Literatur in Bezug auf PMS/PMDS gibt, die Gedanken und Bewertungen aber essenziell für die PMS/PMDS-Symptomatik sind. Die Gedanken beeinflussen letztendlich auch die anderen Wege, die aus dem Teufelskreis herausführen, wie z.B. unser Verhalten oder unsere Wahrnehmung. Es lohnt sich also, hier anzusetzen! Beim Lesen des Buches ist es entscheidend, dass Sie sich für die Bearbeitung der einzelnen Module Zeit lassen und regelmäßig Pausen einlegen. Dadurch wird es leichter, das Gelesene auf Ihre eigene Situation zu übertragen. Dies ist wiederum eine wichtige Voraussetzung für den Erfolg. Als Unterstützung dazu finden Sie im Anhang des Buches Arbeitsblätter, die Sie nach der Lektüre der einzelnen Module bearbeiten können. Es kann sein, dass einzelne Inhalte für Ihre Beschwerden entscheidender sind als andere, gerne können Sie die Module in der Reihenfolge lesen und bearbeiten, wie es für Ihre Situation passend erscheint. Bevor Sie in die Module starten, möchten wir Ihnen als Vorbereitung eine kleine Übung an die Hand geben.

Übung: Was sind meine persönlichen Ziele für die Module?

Überlegen Sie zunächst, welche prämenstruellen Beschwerden Sie am stärksten belasten. Sammeln Sie

- die Beschwerden selbst (z.B. Reizbarkeit, Schmerzen in der Brust),
- die damit verbundenen Verhaltensweisen (z.B. Rückzug aus sozialen Kontexten).

Im Anschluss überlegen Sie sich *mindestens zwei Ziele,* die Sie mit der Lektüre dieses Buches erreichen möchten. Beachten Sie dabei, dass die Ziele möglichst *realistisch und konkret* sein sollten. Unerreichbare Ziele (z.B. „Meine prämenstruellen Beschwerden sollen weggehen.") werden zu einer Enttäuschung führen und die Motivation verringern. Unkonkrete und sehr weitläufig formulierte Ziele (z.B. „Ich möchte mich besser fühlen.") machen es Ihnen schwer, zu wissen, was Sie anstreben und wann Ihr Ziel erreicht ist.

Beim Formulieren der Ziele können Sie sich an folgenden Beispielen orientieren:

- Ich möchte ein paar neue Ideen bekommen, wie ich meine Gereiztheit reduzieren kann, damit ich in der Woche vor meiner Periode möglichst nicht mehr mit meiner Kollegin in Streit gerate.
- Ich möchte mit meinen Schmerzen besser umgehen können und trotz der Beschwerden weiterhin meinen gewohnten Aktivitäten nachgehen.
- Ich möchte es schaffen, in stressigen Situationen gezielt eine Pause zu machen und mich zu beruhigen, bevor ich dort weitermache, wo ich aufgehört habe.

Bei dieser Übung geht es darum, sich *konkrete Ziele* zu setzen, die Sie sich während der Lektüre (aber auch danach) immer wieder vor Augen führen können. Je konkreter Sie die Ziele formulieren, desto leichter wird es Ihnen fallen, Fortschritte zu erkennen.

3 Mit PMS/PMDS umgehen lernen – ein modularisiertes Kurzprogramm

3.1 MODUL 1: Glaubst du alles was du denkst? Der Zusammenhang von Gedanken, Gefühlen und Verhalten

Obwohl wir uns unserer Gedanken oft nicht bewusst sind, sind sie ein ständiger Begleiter und beeinflussen unser Wohlbefinden stärker, als wir es vermuten. In diesem Kapitel wird es darum gehen, welche Rolle *Gedanken* spielen, wie sie mit *Gefühlen* zusammenhängen und wie sie das *Verhalten* im täglichen Umgang mit PMS/PMDS beeinflussen. Sie werden erfahren, welche Gedanken dazu führen, dass die Belastung bestehen bleibt oder vielleicht sogar noch schlimmer wird – das sind sogenannte hinderliche Gedanken. Das erste Ziel wird es sein, diese *hinderlichen Gedanken* zu erkennen und auszudrücken. Im nächsten Schritt geht es darum, zu erkunden, welchen Einfluss die Gedanken auf Ihr PMS bzw. Ihre PMDS haben. Schließlich lernen Sie, was Sie selbst tun können, um *hilfreiche Gedanken zu entwickeln* und damit Ihr PMS bzw. Ihre PMDS positiv zu beeinflussen.

3.1.1 Fallbeispiel: Keiner versteht mich!

An einem ersten Fallbeispiel wollen wir Ihnen verdeutlichen, wie wichtig die Gedanken für das eigene Wohlbefinden sind.

> **Fallbeispiel: Frau Schulz**
>
> Frau Schulz (25 Jahre) berichtet, dass sie seit über einem Jahr in einer glücklichen Partnerschaft lebt. Mit ihrem Partner ist sie „auf einer Wellenlänge“, sie haben viele Gemeinsamkeiten und können sich auch über kontroverse Themen sehr gut austauschen. In der prämenstruellen Phase kommt es jedoch in Gesprächen regelmäßig zu Streitereien. Sie berichtet: *„Eigentlich weiß ich gar nicht, warum das passiert, aber an solchen Tagen endet ein ganz normales Gespräch oft im Streit. Meist sind es diese Tage vor*

den Tagen, an denen mich meine Arbeit und der viele Kundenkontakt besonders anstrengen. Dann will ich abends eigentlich nur noch auf die Couch und meine Ruhe haben. Aber gleichzeitig will ich meinen Freund nicht enttäuschen und weiß, dass er gern mit mir über seinen Tag reden möchte. Also reiße ich mich zusammen und frage nach, wie es bei ihm läuft. Wenn er dann aber ausschweifend erzählt und gar nicht merkt, dass ich eigentlich total kaputt bin und gar nicht richtig zuhören kann, dann werde ich schnell genervt. Und wenn er dann nicht mal fragt, wie es mir eigentlich geht und warum ich vielleicht nicht so entspannt bin wie sonst, reagiere ich schon auch mal pampig. Ich fühle mich dann einfach so unverstanden und nicht ‚gesehen'. Gerade wenn es tagsüber schon schwierige Situationen auf der Arbeit gab und abends das noch dazukommt – dann fühlt es sich so an, als ob mich keiner versteht und niemand meine Bedürfnisse wahrnimmt. Ich habe das Gefühl, mein Freund merkt gar nicht, dass es mir nicht gut geht und ärgere mich, dass er kein Verständnis für mich hat. Erst recht, wenn er dann selbst noch motzig wird, weil ich jetzt vielleicht nicht mehr stundenlang geduldig zugehört habe.“
Auf die Rückfrage der Therapeutin, warum Frau Schulz ihrem Partner denn in den spezifischen Situationen nicht sage, was in ihr vorgeht, erklärt sie: *„Eigentlich weiß ich das auch nicht so genau. Es kommt ja auch sonst schon öfter mal vor, dass er viel von sich redet und gar nicht fragt, wie es mir eigentlich geht. Normalerweise stört mich das nicht so. Ich fange dann einfach an, von mir zu erzählen und dann ist alles gut. Und wenn das nicht funktioniert, dann kann ich ihn auch mal unterbrechen oder ihm meine Meinung sagen oder sein Verhalten im spaßigen Ton kommentieren. Aber wenn das PMS zuschlägt, dann bin ich einfach so schlecht drauf, dass ich Angst habe, dass ich alles nur noch schlimmer mache, wenn ich etwas sage. Oder ich habe Angst, einen Streit auszulösen, der dann zu einer ernsten Krise führt. Irgendwie denke ich dann auch, dass ich mich einfach nur ein bisschen zusammenreißen muss und dass es doch schön ist, dass er so viel mit mir redet. Ich weiß schon – wenn ich ihm nicht sage, was in mir vorgeht, und alles nur in mich reinfresse, wird es auch nicht besser. Er merkt dann ja auch ganz schnell, dass etwas mit mir nicht stimmt – spätestens, wenn ich dann recht wortkarg aufstehe und allein in mein Zimmer gehe. Aber irgendwie komme ich trotzdem nicht rechtzeitig auf die Idee, ihm zu sagen, dass mich das Gespräch gerade anstrengt und ich eigentlich lieber meine Ruhe will. Und wenn dann alles in einem blöden Streit endet, dann ärgere ich mich, dass ich nicht rechtzeitig die Notbremse gezogen habe.“*

Wenn Sie in diesem Fallbeispiel etwas zwischen den Zeilen lesen, dann werden Sie vielleicht schon den einen oder anderen Gedanken entdeckt haben. Manche Gedanken sind ganz offensichtlich (z. B. „Keiner versteht mich." oder „Ich muss mich einfach zusammenreißen."), andere verstecken sich und wir können sie nur indirekt erschließen (z. B. denkt Frau Schulz vielleicht, dass sie immer „funktionieren" müsse). Im Fallbeispiel wird auch deutlich, dass Frau Schulz die geschilderte Situation als belastend erlebt und darunter leidet. Die Gedanken nehmen also Einfluss auf ihr Erleben und ihre Gefühle und sie haben auch einen Anteil daran, wie sie sich schließlich verhält (z. B., dass sie „pampig" wird und sich zurückzieht). Im folgenden Kapitel soll es daher nun erstmal grundlegend darum gehen, wie sich Gedanken und Gefühle beeinflussen. Wir werden im Laufe des Kapitels immer wieder auf das Fallbeispiel zurückkommen, um Ihnen einzelne Inhalte besser zu veranschaulichen.

3.1.2 Was sind eigentlich Gedanken?

Die meisten Menschen verbinden mit dem Wort „Gedanke" eine Überlegung oder etwas, das ihnen durch den Kopf geht. Es kann zum Beispiel das *Nachdenken* über ein Problem sein, die *gedankliche Planung* eines Ereignisses (z. B. ganz einfach des Tagesablaufs), eine *Erinnerung* oder auch eine *innere Einstellung*. „Gedanken" oder „Denken" verstehen wir meist als etwas, was *bewusst* stattfindet (z. B. „Ich gehe dann zum Bäcker."). Wir sind uns meist nicht darüber im Klaren, dass viele Gedanken permanent durch unseren Kopf gehen. Sie entstehen „wie von selbst", also ganz *automatisch*. Sie sind ein normaler Bestandteil unseres Alltags und wir beachten sie normalerweise gar nicht. Daher spricht man bei diesen spontanen, eher unbewussten Gedanken auch von *automatischen Gedanken*. Sie bestimmen unsere Stimmung und haben damit auch Einfluss darauf, wie es uns in einer bestimmten Situation ergeht. Automatische Gedanken können sehr hilfreich sein, beispielsweise wenn einem kurz vor einer Prüfung ein hilfreicher Gedanke durch den Kopf geht (z. B. „Meine Prüfungen liefen bisher meistens echt gut. Wird auch dieses Mal klappen."), kann das die Aufregung reduzieren und einen positiv stimmen. Genauso kann ein automatischer Gedanke aber auch hinderlich sein und Stress auslösen, beispielsweise wenn man in der gleichen Situation denkt: „Wenn ich die Prüfung vermassele, dann kann ich meine Karriere an den Nagel hängen." Etwas vereinfacht gesagt, kann man automatische Gedanken in *hilfreiche, neutrale* und *hinderliche Gedanken* unterteilen. Am Beispiel von Frau Schulz könnte das so, wie in Tabelle 2 dargestellt, aussehen.

Tabelle 2: Beispiel für automatische Gedanken in zwei Situationen

Situation	automatische Gedanken		
	hilfreich	neutral	hinderlich
Frau Schulz kommt nach Hause; ihr Partner ist schon da und begrüßt sie herzlich.	„Wie schön, so herzlich begrüßt zu werden."	„Ah, Paul ist schon zu Hause."	„Oh je! Er wird den ganzen Abend reden wollen."
Frau Schulz' Partner beginnt, von seinem Tag zu berichten.	„Ich sage ihm jetzt, dass es mir nicht so gut geht und ich mich zurückziehe. Er wird das verstehen."	„Bei Paul war heute ja wieder einmal viel los."	„Wenn ich ihm jetzt sage, dass ich mich zurückziehen möchte, ist er bestimmt sauer."

Ein wichtiger Punkt bei den automatischen Gedanken ist, dass sie richtig und zutreffend sein können, genauso können sie aber auch inkorrekt, verzerrt oder realitätsfern sein. Unabhängig davon, wie „richtig" oder „falsch" die Gedanken sind, sind sie etwas ganz Normales im alltäglichen Leben.

Merke

Automatische Gedanken sind ständige Begleiter im Alltag und entstehen spontan und unbewusst. Sie können hilfreich, neutral oder hinderlich sein.

3.1.3 Wie beeinflussen die Gedanken unsere Gefühle und unser Verhalten?

Denken wir das obige Beispiel von Frau Schulz einmal weiter und schauen, welche Auswirkungen ihre Gedanken auf ihre Gefühle und ihr Verhalten haben könnten. Der Gedanke „Ich sage ihm jetzt, dass es mir nicht so gut geht und ich mich zurückziehe – er wird das verstehen" wird vermutlich ein positives *Gefühl* auslösen (z. B. Erleichterung) und kann beispielsweise dazu führen, dass sie ihrem Partner tatsächlich sagt, dass sie sich zurückziehen will *(Verhalten)*. Der Gedanke „Wenn ich ihm jetzt sage, dass ich mich zurückziehen möchte, ist er bestimmt sauer" wird hingegen eher Sorgen oder ein Unsicherheitsgefühl *(Gefühle)* auslösen und kann beispielsweise dazu führen, dass sie eine Ausrede anbringt, warum sie sich keine Zeit für ihren Partner nehmen kann *(Verhalten)*. Obwohl es also die exakt gleiche Situation ist, kann das Ergebnis – also die erlebten Gefühle und das tatsächliche Verhalten – ganz unterschiedlich aussehen: Wie ich über eine Situation denke, oder anders gesagt, wie ich eine Situation *bewerte*, nimmt also Einfluss auf mein Erleben und Verhalten in der Situation. Gleichermaßen löst aber auch das *Verhalten* dann wiederum *Gedanken* und *Gefühle* aus. Wenn Frau Schulz sich zurückzieht, könnten *Gedanken* auftreten wie „Er ist jetzt bestimmt sauer auf mich" oder „Schön, dass er mich verstanden hat" und ebenso *Gefühle*, wie z. B. Angst oder Erleichterung. Dieser wechselseitige Zusammenhang zwischen Gedanken, Gefühlen und Verhalten ist in Abbildung 3 noch einmal bildlich dargestellt.

Merke

Gedanken, Gefühle und Verhalten beeinflussen sich wechselseitig: Gedanken lösen Gefühle und Verhalten aus. Ebenso löst das Verhalten dann wieder bestimmte Gedanken und Gefühle aus.

Ein weiterer wichtiger Punkt ist, dass Menschen in der gleichen Situation nicht immer gleich reagieren. Eine Freundin von Frau Schulz hätte in einer vergleichbaren Situation vielleicht gar keinen hinderlichen Gedanken und auch Frau Schulz selbst gelänge es in einer ähnlichen Situation, die aber zu einem anderen Zeitpunkt stattfindet (z. B. außerhalb der prämenstruellen Phase) vielleicht ganz leicht, dem Partner direkt die Meinung zu sagen.

Woran liegt das? Verschiedene Faktoren nehmen Einfluss auf die Gedanken und Bewertungen (vgl. Abbildung 3). Dazu zählen die *aktuelle Stimmung* (die bei Frau Schulz z. B. aufgrund der aktuellen PMS/PMDS-Symptomatik ge-

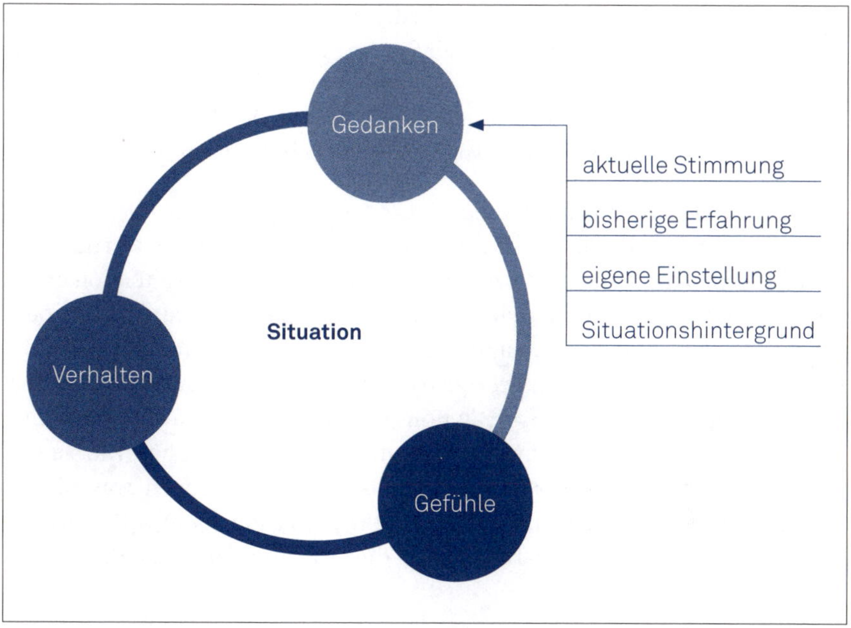

Abbildung 3: Zusammenhang von Gedanken, Gefühlen und Verhalten sowie Einflussfaktoren auf Gedanken

rade wechselhaft ist), die *bisherigen Erfahrungen* (also z. B. das Wissen darüber, wie der Partner normalerweise reagiert), die *persönlichen Einstellungen und Ansprüche* (z. B. die Annahme, immer für den anderen da sein zu müssen) sowie der jeweilige *Hintergrund der Situation* (z. B. das Wissen, dass der Partner ein wichtiges Gespräch hatte und darüber berichten will).

3.1.4 Wie kann ich denn die Gedanken überhaupt entdecken? Das ABC-Modell

Wie in den vorherigen Kapiteln deutlich wurde, ist es gar nicht so leicht, die automatischen Gedanken „greifbar" zu machen und in Worte zu fassen. Gerade dieses Sich-bewusst-Machen ist aber wichtig, um die Gedanken kennenzulernen. Erst wenn einem die Gedanken bewusst sind, kann man beginnen, sie zu hinterfragen und ggf. zu verändern. Um zu lernen, die eigenen Gedanken zu verschriftlichen, kann das ABC-Modell helfen. Es wurde ursprünglich 1962 von

Albert Ellis entwickelt und wird häufig in der Psychotherapie angewendet (Ellis, 1991, 1997). Das ABC-Modell kann für Sie eine Hilfestellung sein, um in einer bestimmten Situation die Zusammenhänge zwischen Gedanken, Gefühlen und Verhalten zu entdecken. Im Folgenden wird das ABC-Modell zuerst allgemein vorgestellt, ehe wir es auf das Beispiel von Frau Schulz übertragen.

Im ABC-Modell wird zunächst die „Auslösende Situation" (A) beschrieben, d.h. die Situation, die eine bestimmte Reaktion auslöst. Mit „Bewertung" (B) sind die *Gedanken* gemeint, die einer Person zur auslösenden Situation in den Sinn kommen (Sie erinnern sich, dass diese Gedanken neutral, hilfreich oder hinderlich sein können, vgl. Kapitel 3.1.2). Schließlich beschreibt C die Konsequenzen (engl.: consequences), also das, was nach der Bewertung der auslösenden Situation passiert ist. Die Konsequenzen umfassen sowohl *Gefühle* als auch *Verhalten* und beschreiben, wie die Person reagiert hat, wie sie sich gefühlt hat oder was sie gesagt bzw. getan hat. Hierzu zählt auch, was die Person *nicht* gesagt bzw. getan hat, obwohl sie es gern getan hätte, z. B. den eigenen Wunsch ausdrücken. In Tabelle 3 ist dies zusammenfassend dargestellt.

Tabelle 3: Das ABC-Modell

A	B	C	
Auslösende Situation	**Bewertung**	**Konsequenz**	
Dies kann eine aktuelle Situation sein oder eine Situation in der Zukunft, wie z. B. eine anstehende Prüfung.	= *Gedanken,* die durch die Situation ausgelöst werden. • Wie finde ich die Situation? • Welche Gedanken gehen mir durch den Kopf? • Wie bewerte ich diese und ähnliche Situationen?	= *Gefühle und Verhaltensweisen,* die als Konsequenz der Gedanken in der Situation entstehen bzw. gezeigt werden.	
		• Wie fühle ich mich? • Was fühle ich? • Fühlt sich das gut/schlecht an?	• Wie verhalte ich mich? Was mache oder sage ich? • Was mache ich *nicht* (obwohl ich es gern würde)?

Der Vorteil des ABC-Modells ist, dass daran sehr leicht deutlich wird, wie unterschiedliche Gedanken das Verhalten und die gefühlsmäßigen Konsequenzen beeinflussen. Während *hinderliche Gedanken* meist *nicht* dazu führen, dass sich eine Person so verhält, wie sie es eigentlich möchte, unterstützen *hilfreiche Gedanken* die Person dabei, das angestrebte Verhalten auch tatsächlich zu zeigen. In Tabelle 4 wird dies für das Beispiel von Frau Schulz veranschaulicht.

Tabelle 4: Das ABC-Modell am Beispiel von Frau Schulz

A	B		C	
Auslöser	**Bewertung**		**Gefühl**	**Verhalten**
Partner beginnt, von seinem Tag zu berichten	Variante 1	• Oh, er hat viel erlebt. • Ich sage ihm jetzt, dass es mir nicht so gut geht und ich mich zurückziehe. • Er wird mich verstehen, denn es geht ihm selbst oft so.	• Entschlossenheit/ Mut, die Wahrheit zu sagen • Vertrautheitsgefühl • Freude über sich selbst	• Kurzes Gespräch führen und danach sagen, was los ist • Sich zurückziehen
	Variante 2	• Ich muss ihm jetzt zuhören. • Ich bin so geschafft, ich will nur meine Ruhe. • Wenn ich ihm jetzt sage, dass ich mich zurückziehen möchte, ist er bestimmt sauer.	• Angst vor Zurückweisung und Streit • Verunsicherung • Enttäuschung, nicht „gesehen“ zu werden	• Weiter zuhören und nichts sagen • Über eine Ausrede nachdenken

Das Beispiel verdeutlicht, dass in ein- und derselben Situation *hilfreiche Bewertungen (Variante 1)* dazu führen, dass Frau Schulz sich ermutigt fühlt, die Wahrheit zu sagen, und sich dann auch so verhält, wie sie es eigentlich möchte. Das würde sich vermutlich auf längere Sicht gut anfühlen, weil sie auf ihre Bedürfnisse geachtet hätte. Demgegenüber würden *hinderliche Bewertungen (Variante 2)* dazu führen, dass sie verunsichert wäre und ihr Bedürfnis nicht ausdrücken würde, um einen befürchteten Streit zu vermeiden. Das würde langfristig vermutlich mit weiteren schlechten Gefühlen einhergehen, z. B. der Enttäuschung über sich selbst, nichts gesagt zu haben.

Merke

Das ABC-Modell ist eine wichtige Hilfestellung, um den Zusammenhang von Gedanken, Gefühlen und Verhalten in einer bestimmten Situation zu verstehen. Es kann auf alle denkbaren Situationen und Ereignisse im Alltag angewendet werden.

Im folgenden Kapitel wird das ABC-Modell dafür genutzt, hinderliche PMS/PMDS-spezifische Gedanken zu erkennen und zu verändern.

3.1.5 Gut oder böse? Die Rolle von Gedanken in der prämenstruellen Phase

Hinderliche Gedanken führen langfristig zu einer Aufrechterhaltung oder Verstärkung der Belastung durch die PMS/PMDS-Symptomatik. Ziel ist es daher, sich diese Gedanken bewusst zu machen und sie zu verändern, um langfristig den Umgang mit den Beschwerden zu verbessern. Im ersten Moment werden Sie sich jetzt vielleicht fragen, was Sie für (hinderliche) Gedanken zu Ihrem PMS/PMDS haben. Oder Sie werden denken: „Das PMS/PMDS ist einfach da, ich denke da eigentlich gar nichts!“. Da es gar nicht so leicht ist, den Gedanken auf die Spur zu kommen, finden Sie im Folgenden einige Beispiele, die PMS/PMDS-Betroffene uns berichtet haben.

Beispiel: Frau P. (27 Jahre)

Vor Beginn der Menstruation habe ich starke Wassereinlagerungen und häufig Kopf- und Rückenschmerzen. Ich fühle mich in meinen Körper dann nicht wohl. Oft gehen mir Gedanken durch den Kopf wie: „Ich bin echt unattraktiv“, „Ich möchte nicht vor die Tür gehen, niemand soll mich sehen“, „Lasst mich alle in Ruhe“, „Die Schmerzen machen mich verrückt“ oder „Ach egal, ich gönn’ mir jetzt mal einen Tag Pause“.

Beispiel: Frau B. (34 Jahre)

In der prämenstruellen Phase kann ich mich schlecht konzentrieren und fühle mich erschöpft und niedergeschlagen. Oft denke ich dann: „Ich bin nicht leistungsfähig, ich bin zu nichts mehr zu gebrauchen“, „Wie die anderen Frauen das nur schaffen, jeden Tag fröhlich ins Büro zu kommen?“, „Alle merken, dass ich unkonzentriert bin“, „Meine Chefin ist nie krank. Sie wird verärgert sein, wenn ich wieder ausfalle“ oder „Ich muss so gut wie die anderen sein“.

Beispiel: Frau R. (40 Jahre)

Wegen der Stimmungsschwankungen in der prämenstruellen Phase ziehe ich mich am liebsten zurück. Gedanken sind dann zum Beispiel: „Es macht doch sowieso keinen Spaß“, „Keiner möchte mit mir zusammen sein, wenn ich so schlecht drauf bin“, „Ich muss mich zusammenreißen, damit keiner etwas merkt“, „Manchmal macht es ja Spaß, ich muss mich nur erstmal aufraffen“, „Ich kann mich nicht motivieren, etwas zu unternehmen“ oder „Am besten suche ich mir gleich eine Ausrede, falls mich jemand fragt, ob ich was unternehmen will“.

Was aber ist nun an diesen Gedanken *hinderlich?* Denken Sie nochmal an das Fallbeispiel von Frau Schulz zurück: Hinderliche Gedanken hielten sie davon ab, das zu tun, was sie eigentlich gern gemacht hätte, weil es ihr gut getan hätte (z.B. die eigene Meinung äußern). Bei den oben genannten Beispielen können Sie gut ableiten, welche Gedanken hinderlich und welche eher neutral oder gar hilfreich sind. Beispielsweise ist der Gedanke „Es macht doch sowieso keinen Spaß“ hinderlich, weil er dazu führen wird, dass Frau R. sich zurückzieht, statt auszugehen.

Oft tauchen in einer Situation sowohl hinderliche als auch hilfreiche Gedanken auf, wie beispielsweise bei Frau P., die durchaus auch Gedanken berichtete, dass sie sich Entspannung gönnen darf. Ganz wichtig ist, dass Sie selbst lernen können, die hinderlichen Gedanken zu reduzieren und durch neue, hilfreiche Gedanken zu ersetzen. Wenn Ihnen dies gelingt, dann wird es Ihnen auch leichter fallen, sich so zu verhalten, wie Sie es eigentlich möchten.

3.1.6 Gar nicht da oder einfach nur gut versteckt? Eigene (hinderliche) Gedanken entdecken

Im nächsten Schritt geht es nun darum, dass Sie *Ihre eigenen Gedanken* entdecken. Vielleicht gehen Ihnen sogar schon ein paar Ihrer typischen PMS/PMDS-Gedanken durch den Kopf? Oder Sie haben bei den genannten Beispielen eigene Gedanken wiedererkannt? Um das Erkennen der Gedanken zu erleichtern, nutzen wir erneut das ABC-Modell. Dabei können Sie sowohl *Symptome* (z.B. körperliche oder psychische Symptome) als auch *Situationen* aus dem Alltag (z.B. Stress am Arbeitsplatz, Streit mit Freund:innen) als *Auslöser* betrachten. Auch hierzu finden Sie in wieder einige Beispiele, um Ihnen den Einstieg in Ihre eigene Gedankensuche zu erleichtern. Tabelle 5 listet typische Symptome und Situationen bei PMS/PMDS auf, die Auslöser für eine Belastung darstellen können.

Tabelle 5: Das ABC-Modell für PMS/PMDS-typische Situationen

Auslöser	Bewertung	Gefühl	Verhalten
Körperliche Symptome, wie z.B. Brustspannen, Kopfschmerzen, Wassereinlagerung	• Die Schmerzen machen mich wahnsinnig. • Mit diesen Kopfschmerzen kann ich nicht schlafen. • Ich sehe furchtbar aus, so kann ich nicht rausgehen.	• Beunruhigung, Sorge und Angst vor Verschlimmerung • Genervt sein • Unwohlsein • Unzufriedenheit	• Körperliche Anspannung, da Schmerz unangenehm ist • Grübeln über anstehende Aufgaben • Ernährungskontrolle

Tabelle 5: Fortsetzung

Auslöser	Bewertung	Gefühl	Verhalten
Affektive Symptome, wie z.B. Reizbarkeit, ängstliche Stimmung, vermehrte zwischenmenschliche Konflikte	• Ich könnte einfach nur heulen. Das ist doch nicht normal. • Niemand versteht mich. Niemand nimmt Rücksicht auf mich. • Ich kann das alles nicht schaffen. • Die anderen sind immer ausgeglichen, nur ich nicht.	• Niedergeschlagenheit • Erschöpfungsgefühl • Traurigkeit • Enttäuschung über fehlende Unterstützung • Enttäuschung/Ärger über fehlende Ausgeglichenheit • Innere Unruhe	• Rückzug/Absage von Verabredungen • Körperliche/mentale Anspannung, um die erwünschte Leistung erbringen zu können • Weinen, Lautwerden, Streit anfangen • Vermeiden von Belastung
Weitere Symptome, wie z.B. Ermüdbarkeit, Erschöpfung, Konzentrationsprobleme	• Das wird mir alles zu viel. • Ich brauche jetzt meine Ruhe, sonst dreh ich durch. • Ich werde die Aufgabe nicht schaffen. • Wenn ich mich jetzt nicht konzentriere, dann ...	• Innere Unruhe/emotionales Stresserleben • Traurigkeit über die erlebte fehlende Leistungsfähigkeit • Sorge vor negativen Konsequenzen	• Rückzug • Krankschreibung einholen • Überstunden, um gutes Ergebnis zu erzielen

Will man sich auf die Suche nach den eigenen Gedanken machen, ist es am hilfreichsten, eine kürzlich erlebte Situation anzuschauen. Es ist wichtig, dass es eine Situation ist, an die Sie sich gut erinnern und die so oder in ähnlicher Form häufiger in Ihrem Alltag auftritt. Es kann also z.B. eine Situation sein, in der Ihnen körperliche PMS/PMDS-Beschwerden besonders stark zu schaffen machen. Versuchen Sie doch einmal, eine solche Situation wie einen Film mit einzelnen Szenen vor Ihren Augen abzuspielen. Halten Sie ihn nach jeder Szene an und überlegen Sie, was Sie gedacht haben. Dabei kann es hilfreich sein, wenn Sie sich immer wieder einige der folgenden Fragen stellen.

Mögliche Fragen, um Gedanken zu sammeln

- Was ging Ihnen in dieser Situation durch den Kopf? Woran haben Sie gedacht?
- Haben Sie sich etwas vorgestellt, was passieren könnte?
- Was haben Sie befürchtet? Was haben Sie erwartet?
- Welche Gedanken hatten Sie noch? Haben Sie vielleicht etwas zu sich selbst gesagt?
- Was haben Sie gedacht, wäre das Schlimmste, was in der Situation passieren könnte?

Die Gedanken, die Sie sammeln, können Sie selbst betreffen (z.B. „Ich schaff das nicht."), andere Personen („Sie wird wütend sein!") oder auch ein bestimmtes Thema („Sport liegt mir eben nicht!"). Es ist wichtig, dass die Gedanken möglichst vollständig sind. Versuchen Sie daher, möglichst viele Gedanken zu sammeln, auch wenn sie sich ähneln. Ganz am Ende können Sie dann den wirklich wichtigen Gedanken herausgreifen. Notieren Sie Gedanken in zeitlicher Reihenfolge. Die Gedanken, die uns hier interessieren, sind vor allem die, die *vor* Ihrem Verhalten auftreten. Nachdem das Verhalten gezeigt wurde (also z.B. Sie sich zurückgezogen haben) treten weitere Gedanken und Gefühle auf (z.B. Ärger), die aber an dieser Stelle erstmal noch nicht so wichtig sind. Im Folgenden finden Sie noch einige Tipps, wie Sie die gefundenen Gedanken in Worte fassen können.

Tipps zum Formulieren von Gedanken

- Es ist besser, einen Gedanken nur ungefähr zu beschreiben, als ihn wegzulassen.

- Trennen Sie Gedanken von Gefühlen. Nutzen Sie als Hilfestellung die Beispiele aus Tabelle 5 (vgl. S. 42 f.).
- Formulieren Sie Ihre Gedanken als Aussage, nicht als Frage, z. B. „Ich grüble darüber, warum er sich so verhält" statt „Warum verhält er sich so?".
- Versuchen Sie, ganze Sätze zu formulieren, damit klar wird, welche Aussage sich hinter dem Gedanken verbirgt, z. B. „Das macht mich richtig traurig" statt „Oh nein".
- Versuchen Sie, Ich-Sätze zu formulieren, weil dadurch deutlicher wird, dass es um Sie geht und welche Bedeutung es für Sie hat, z. B. „Ich finde das ungerecht" statt „Das ist ungerecht".

Jetzt sind Sie dran! Versuchen Sie nun, Ihre typischen Gedanken zu PMS/PMDS herauszufinden. Nutzen Sie dazu das Arbeitsblatt 3 „Gedankenprotokoll" (vgl. Anhang, S. 101). Darin notieren Sie in der ersten Spalte kurz die Situation. In der zweiten Spalte sammeln Sie alle Gedanken, die Ihnen einfallen. Schließlich können Sie in den nächsten Spalten eintragen, welches Ergebnis die Situation hatte, also Ihre Gefühle und Ihr Verhalten.

Versuchen Sie das Arbeitsblatt zuerst auf einige vergangene Situationen anzuwenden, um das Entdecken der Gedanken zu üben. Wenn das gelungen ist, nehmen Sie das Arbeitsblatt mit in den Alltag. Achten Sie auf Situationen, die belastend sind und notieren Sie die Gedanken, die aufgetreten sind. Je mehr Sie sich mit Ihren Gedanken auseinandersetzen, umso leichter wird es Ihnen fallen, Sie zu entdecken. Das ist wiederum die Voraussetzung dafür, den hinderlichen Gedanken neue, hilfreichere Gedanken entgegenzusetzen. Wie das funktioniert, erarbeiten wir im nächsten Modul.

3.2 MODUL 2: Zuversichtlich denken, aber wie? Hinderliche Gedanken hinterfragen und hilfreiche Gedanken im Umgang mit PMS/PMDS entwickeln

Nachdem Sie nun herausgefunden haben, was für Sie typische *hinderliche Gedanken* sind und in welchen Situationen diese auftreten, wird es im nächsten Schritt zuerst darum gehen, diese genauer unter die Lupe zu nehmen. Anschließend ist es dann das Ziel, neue *hilfreiche Gedanken* zu entwickeln, um die Belastung durch PMS/PMDS langfristig zu verringern.

3.2.1 Wie soll ich denn meine Gedanken hinterfragen? Techniken zur Gedankenanalyse

Warum ist es eigentlich wichtig, die Gedanken genauer anzuschauen? Es geht ganz einfach darum, dass Sie für sich herausfinden, welche Gedanken hinderlich und damit problematisch für Sie sind, denn es gibt auch viele Gedanken, die keinen oder einen sehr geringen Einfluss auf Ihr Verhalten haben. Es ist *nicht* das Ziel, dass Sie *nur* noch „positive Gedanken" haben. Vielmehr geht es darum, diejenigen Gedanken herauszufiltern, die häufig auftreten, Ihre Stimmung negativ beeinflussen und damit dazu beitragen, dass Ihre Belastung durch PMS/PMDS steigt. Im Folgenden stellen wir Ihnen zwei Techniken vor, mit denen Sie Ihre hinderlichen Gedanken analysieren können.

3.2.1.1 Technik 1: Die Pro- und Contra-Liste

Sie haben sich im letzten Modul schon damit beschäftigt, wie Gedanken mit Gefühlen und Verhalten in Verbindung stehen. Wenn Sie jetzt einen hinderlichen Gedanken konkret hinterfragen wollen, ist es hilfreich, zuerst Argumente zu sammeln, die *für* oder *gegen* die Richtigkeit des Gedankens sprechen. Das Erstellen einer solchen *Pro- und Contra-Liste* kennen Sie bestimmt aus anderen Lebensbereichen, z. B. wenn Sie eine wichtige Entscheidung treffen. Hilfreich daran ist, dass Sie einen guten Überblick über verschiedene Gründe und Möglichkeiten erhalten und neue Perspektiven erkennen, die Ihnen vorher vielleicht noch nicht so bewusst waren.

> Um die Vor- und Nachteile eines hinderlichen Gedankens zu erfassen, können Sie Teil 1 des Arbeitsblattes 4 „Meine Pro- und Contra-Liste" nutzen (vgl. Anhang, S. 102). Wählen Sie zuerst einen Gedanken aus, der für Sie besonders *hinderlich* erscheint. Sammeln Sie dann die Argumente, die *dafür* und *dagegen* sprechen, dass der Gedanke stimmt.

In Abbildung 4 finden Sie anhand der Situation von Frau Schulz ein Beispiel, wie eine solche Pro- und Contra-Liste für einen konkreten Gedanken aussehen könnte.

Nachdem Sie Ihre Pro- und Contra-Liste erstellt haben, können Sie prüfen, wie die Argumente verteilt sind, also wie viele Argumente *für* den Gedanken

Das ist mein hinderlicher Gedanke

Wenn ich meinem Partner sage, dass es mir nicht gut geht und ich mich zurückziehen will, dann wird er sauer auf mich sein.

Pro Das spricht *für* den Gedanken	**Contra** Das spricht *gegen* den Gedanken
• Ich bin für ihn eine wichtige Ansprechpartnerin und er erwartet von mir, dass ich ihm zuhöre.	• Er möchte, dass ich offen und ehrlich zu ihm bin. • Ich tue meinem Partner nichts Böses, wenn ich sage, dass es mir nicht gut geht.

Abbildung 4: Beispiel einer Pro- und Contra-Liste

sprechen und wie viele *dagegen.* Vielleicht merken Sie, dass Sie mehr auf der Contra-Seite haben als auf der Pro-Seite. Hätten Sie das gedacht? Im nächsten Schritt geht es darum, die *Konsequenzen des Gedankens* näher anzuschauen: Was passiert, wenn Sie so handeln, wie es der Gedanke vorschlägt? Manchmal kann es auch hilfreich sein, sich anzuschauen, was wohl passiert, wenn Sie dem Gedanken *nicht* folgen.

> Um sich einen Überblick über die Konsequenzen eines hinderlichen Gedankens zu verschaffen, nehmen Sie noch einmal das Arbeitsblatt 4 „Meine Pro- und Contra-Liste“ (vgl. Anhang, S. 102) zur Hand und beantworten Sie die dort in Teil 2 aufgelisteten Fragen. Sie gelangen so zu einer Einschätzung, welche Konsequenzen der Gedanke für Sie hat.

Wenn Sie die Übung für einen Gedanken abgeschlossen haben, nehmen Sie sich noch einen Moment Zeit und fassen Sie das Ergebnis für sich zusammen. Sie haben ein genaueres Bild davon bekommen, ob der Gedanke für Sie hinderlich ist, und wenn ja, wie sehr. Bevor wir aber dazu kommen, wie Sie mit dem Ergebnis weiterarbeiten können, stellen wir Ihnen noch eine weitere Technik vor, mit der Sie die Nützlichkeit Ihrer Gedanken hinterfragen können.

3.2.1.2 Technik 2: Was würde ich einer Freundin raten?

In schwierigen Situationen suchen wir oft Rat bei unseren besten Freund: innen. Wir schildern unser Problem und hoffen, ein paar Ideen für eine Lösung zu bekommen. Manchmal schlüpfen wir aber auch selbst in die Rolle der guten Freundin oder des guten Freundes und versuchen anderen mit unseren Ideen weiterzuhelfen. Bei der folgenden Technik geht es genau darum: Sie schlüpfen in die Rolle einer guten Freundin und überlegen sich, was Sie einer anderen Person in der Situation, in der Sie sich gerade selbst befinden, raten würden. Manchmal ist es nämlich viel leichter, anderen einen Tipp zu geben als sich selbst. Indem Sie die Perspektive wechseln, werden Ihnen vermutlich Dinge einfallen, die Sie für sich selbst so noch nicht gesehen haben.

Wählen Sie zuerst eine belastende Situation aus, in der ein wichtiger hinderlicher Gedanke aufgetreten ist, den Sie analysieren wollen. Dann schlüpfen Sie in die Rolle der guten Freundin: Stellen Sie sich vor, Sie werden von einer Freundin angerufen, die Ihnen genau diese Situation schildert. Sie erzählt Ihnen, was sie gedacht und gefühlt hat. Ihre Aufgabe ist es nun, Ihrer Freundin weiterzuhelfen. Als Hilfestellung finden Sie im nachfolgenden Kasten einige Fragen, die Sie für sich beantworten können. Um Ihnen den Einstieg in den Rollentausch zu erleichtern, sind ein paar Beispielreaktionen auf den Gedanken von Frau Schulz („Wenn ich meinem Partner sage, dass es mir nicht gut geht und ich mich zurückziehen will, wird er sauer auf mich sein") dort aufgeführt.

Wie kann ich meiner Freundin helfen?

- *Was würden Sie Ihrer Freundin raten? Wie soll sie sich in Zukunft verhalten?* „Ich würde an deiner Stelle ganz offen sagen, dass ich Ruhe brauche. Wenn du nicht auf dich achtest, wird es dir auf lange Sicht nicht gut gehen. Und eurer Beziehung wird das auch eher schaden."
- *Was würden Sie zu den Gedanken Ihrer Freundin sagen?* „Warum sollte dein Freund denn sauer sein? Ich kann mir vorstellen, dass er sich freut, wenn du offen zu ihm bist. Und außerdem hast du mir doch gesagt, dass er selbst manchmal für sich sein will, wenn ihm alles zu stressig ist."
- *Wie würden Sie Ihrer Freundin Ihr Verhalten erklären?* „Klar kann ich verstehen, dass du Angst davor hast, dass er sauer ist. Aber wenn du nichts

sagst und dafür dann selbst grummelig bist oder es sogar zum Streit kommt, wird es doch noch wahrscheinlicher, dass er sauer wird, oder?"

- *Wie würden andere die Situation sehen?* „Also ich glaube, dass viele andere sich überhaupt keine Gedanken machen würden. Die würden einfach sagen, dass es ihnen nicht gut geht und sich zurückziehen. Ich glaube, viele andere würden einfach von ihrer Partnerschaft erwarten, dass sie auf Verständnis treffen."
- *Sind die Gedanken Ihrer Freundin realistisch?* „Natürlich kann es dazu kommen, dass dein Freund enttäuscht ist, weil er gern Zeit mit dir verbringen möchte. Aber ich glaube, dass es ihm wichtiger ist, dass du ehrlich zu ihm bist und dass er dann auch mit der Enttäuschung gut umgehen kann."

Nehmen Sie nun das Arbeitsblatt 5 „Der Beste-Freundin-Trick" (vgl. Anhang, S. 103) zur Hand. Überlegen Sie zuerst, welche kürzlich erlebte schwierige Situation Sie sich ansehen möchten und welcher hinderliche Gedanke Ihnen dabei durch den Kopf ging. Sie können auch einen Gedanken aus Ihrem Gedankenprotokoll (vgl. Arbeitsblatt 3) auswählen. Notieren Sie diesen Gedanken. Beantworten Sie anschließend die Fragen und überlegen Sie auf diese Weise, welche Tipps Sie einer guten Freundin geben würden.

Nachdem Sie das Arbeitsblatt 5 ausgefüllt haben, nehmen Sie sich noch einen Moment Zeit: Lesen Sie alle Argumente durch, die Sie als beste Freundin für den hinderlichen Gedanken hatten. Kommen sie Ihnen realistisch vor? Haben Sie als beste Freundin Ideen gefunden, die Ihnen als betroffene Person noch nicht in den Sinn gekommen waren? Können Sie sich vorstellen, diese Gedanken auch für sich selbst gelten zu lassen? Lassen Sie die Ideen Ihrer besten Freundin einfach einmal auf sich wirken.

Merke

Damit die Techniken zur Gedankenanalyse etwas bewirken können, müssen Sie im Alltag eingesetzt und *oft geübt* werden. Je öfter Sie üben, umso leichter wird es Ihnen fallen, hinderliche Gedanken im Zusammenhang mit Ihrem PMS bzw. Ihrer PMDS zu hinterfragen.

3.2.2 Hilfreiche Gedanken in Bezug auf PMS/PMDS entwickeln

In den vorherigen Kapiteln haben Sie sich damit beschäftigt, wie Sie hinderliche Gedanken zu PMS/PMDS entdecken und hinterfragen können. Im nächsten Schritt geht es darum, neue, hilfreichere Gedanken zu entwickeln und diese in Ihren Alltag einzubringen. Was ist so ein sogenannter *Alternativgedanke?* Wie sollte er formuliert sein und wie können Sie an ihn glauben?

Sie haben im Modul 1 (vgl. Kapitel 3.1) schon eine Idee bekommen, wie ein Alternativgedanke aussehen könnte: Erinnern Sie sich zurück an das ABC-Modell am Beispiel von Frau Schulz (vgl. Tabelle 4 auf Seite 39). In ein- und derselben Situation haben unterschiedliche Gedanken zu einem ganz anderen Gefühl und Verhalten geführt – der hinderliche Gedanke hat negative Gefühle ausgelöst und zur Vermeidung geführt, der hilfreiche Gedanke hat ein positives Gefühl ausgelöst und Frau Schulz in ihrem Tun bestärkt.

Um einen hilfreichen Gedanken zu formulieren, ist es sinnvoll, sich erst noch mal klarzumachen, wie hinderliche Gedanken aussehen: Sie sind oft sehr unkonkret und unspezifisch, gleichzeitig aber sehr fordernd und verallgemeinernd formuliert und legen häufig schwerwiegende Konsequenzen nahe (z. B. „Ich muss immer für meinen Partner da sein, sonst wird er mich verlassen"). Versuchen Sie also beim Formulieren des *Alternativgedankens* solcherlei Formulierungen zu umgehen. Außerdem ist es wichtig, dass Sie einen glaubhaften Gedanken formulieren – ein unrealistischer Alternativgedanke wird Ihnen nicht weiterhelfen. Im Kasten finden Sie Hilfestellungen zum Formulieren eines hilfreichen Gedankens.

Tipps zum Formulieren von hilfreichen Alternativgedanken

- *Vermeiden Sie Signalwörter wie „muss", „immer", „alle" oder „das Schlimmste".* Versuchen Sie, Ihren Alternativgedanken weniger strikt zu formulieren (z. B. „Ich hätte lieber ...", „Ich möchte ...", „Vielleicht ist es auch so, dass ...").
- *Berücksichtigen Sie für den hilfreichen Gedanken äußere Umstände und Hintergründe.*
  - Ist der Gedanke *zeitlich begrenzt* (statt *immer* zu gelten)?
  - Bezieht sich der Gedanke auf *konkrete Personen* (statt generell auf Ihr *gesamtes Umfeld*)?
  - Bezieht er sich auf eine *konkrete Situation* (statt generell auf einen Lebensbereich)?

- *Formulieren Sie einen glaubhaften Gedanken.* Der Gedanke sollte für Sie nicht unrealistisch und beschönigend wirken, sondern Sie sollten ihn als *echt, glaubhaft* und *realistisch* einschätzen (statt „Es ist egal, ob meine Freundin mich blöd findet“ besser „Streit mit meiner Freundin stresst mich, aber ich weiß, dass diese Auseinandersetzung für unsere Freundschaft wichtig ist“).

Wir wissen, dass es am Anfang schwierig ist, Alternativgedanken zu formulieren. Das liegt auch daran, dass die hinderlichen Gedanken oft schon über lange Zeit bestehen und uns sehr vertraut sind. Daher bedarf auch dieser Schritt wieder einiger Übung.

Übung: Alternative Gedanken finden

Probieren Sie es jetzt aus: Nehmen Sie sich ein Blatt Papier. Notieren Sie einen oder zwei Gedanken, die während Ihrer prämenstruellen Phase für Sie besonders belastend, beeinträchtigend und hinderlich sind. Versuchen Sie dann, *alternative Gedanken* zu finden. Oft ist es hilfreich, eine Reihe von Alternativen zu notieren und dann zu prüfen, welche davon am besten für Sie passt und Ihnen am meisten glaubhaft erscheint. Streichen Sie diesen Gedanken dann dick an.

Im folgenden Kasten finden Sie zur Unterstützung noch einige Beispiele, wie hinderliche Gedanken hin zu hilfreicheren Gedanken verändert werden können.

Hinderliche Gedanken und hilfreiche Alternativgedanken – Beispiele

- *„Ich kann das nie schaffen. Ich bin zu nichts zu gebrauchen.“*
  „Nur weil die eine Sache schief ging, heißt das nicht, dass ich es nicht schaffen kann.“
  „Ich habe viel in meinem Leben erreicht. Die nächste Herausforderung meistere ich auch.“
- *„Ich bin völlig unansehnlich. Ich bin unattraktiv.“*
  „Nur weil ich mich gerade nicht wohlfühle, heißt das nicht, dass ich unattraktiv bin.“
  „Meine Attraktivität hängt nicht nur von meinem Aussehen ab, ich bin viel mehr als das.“

- *„Keiner unterstützt mich. Keiner mag mich."*
  „Meine Familie ist für mich da, wenn ich Hilfe brauche. Ich kann auf sie zählen."
  „Auch wenn ich mich einsam fühle, weiß ich, dass ich Halt im Leben habe."
- *„Immer löse ich in meiner prämenstruellen Phase Streit aus."*
  „Wenn es Streit gibt, bin ich nicht automatisch allein daran schuld."
  „Die Analyse der Situation kann mir helfen, meine Meinung in Zukunft sachlich vorzutragen."
- *„In meiner prämenstruellen Phase bin ich nicht zu ertragen."*
  „Ich darf auch mal schlecht drauf sein, das ist völlig okay."

3.2.3 Wie kann ich die neuen Gedanken in den Alltag bringen? Drei Techniken

Nachdem Sie gelernt haben, wie Sie hilfreiche Alternativgedanken formulieren können und dies an den ersten eigenen Gedanken ausprobiert haben, bleibt nun noch die Frage, wie Sie die Alternativgedanken langfristig in Ihren Alltag übertragen können. Wahrscheinlich ist Ihnen bei der letzten Übung selbst aufgefallen, dass Ihnen die hinderlichen Gedanken viel vertrauter sind als die hilfreichen. Das ist ganz normal, schließlich begleiten diese Sie ständig in Ihrem Alltag. Die hilfreichen Alternativgedanken sind hingegen etwas Neues und Ungewohntes und geraten daher leicht in Vergessenheit. Gerade in schwierigen Situationen werden Ihnen zuerst hinderliche Gedanken in den Sinn kommen. Es wird sicher auch etliche Situationen geben, in denen Ihnen erst später auffällt, dass hinderliche Gedanken „gewonnen" haben und Sie von dem abgehalten haben, was Sie eigentlich machen wollten. Lassen Sie uns dazu doch einmal ein kurzes Gedankenexperiment machen.

Gedankenexperiment: Einen neuen Weg gehen

Stellen Sie sich Ihre Gedanken als einen Weg vor. In einer Situation A reagieren Sie auf eine bestimmte Art und Weise, sodass Sie zum Ergebnis B kommen. Übertragen gesagt gehen Sie also immer wieder den gleichen Weg von A nach B. Stellen Sie sich jetzt doch mal einen Wald vor, in dem Sie einen Weg jahrelang immer wieder, vielleicht sogar mehrmals täglich, gegangen sind. Vielleicht haben Sie sogar ein paar Steine aus dem Weg geräumt oder ein paar

Äste eingekürzt, damit Sie den Weg schneller und leichter gehen können. Es ist also ein breiter Weg geworden, vielleicht sogar schon eine Fahrstraße.

Nun wollen Sie aber versuchen, anders zu denken. Das heißt, sie wollen den alten Weg verlassen und einen neuen Weg finden. Das ist schwierig und mit ganz schön viel Anstrengung verbunden: Sie müssen Gestrüpp wegschneiden, durch nasses Gras laufen und vielleicht sogar noch eine Brücke über einen Bach bauen. Während Sie so mühevoll versuchen, den neuen Weg zu bahnen, sehen Sie ganz in der Nähe immer mal wieder die Fahrstraße durchblitzen. Jetzt braucht es also eine ganz bewusste Entscheidung, dass Sie sich einen neuen Weg bahnen wollen und nicht zurück zum alten Weg gehen.

Und selbst wenn es Ihnen einmal gelungen ist, den neuen Weg zu gehen – beim nächsten Mal wird es am Punkt A wieder eine bewusste Entscheidung brauchen. Aber nach einigen Malen auf dem neuen Weg erkennen Sie Ihre neue Route schon als Trampelpfad. Dann wird es leichter, diesen Weg einzuschlagen.

Auf Ihre Gedanken übertragen bedeutet dies, dass Sie sich immer wieder ganz bewusst für Ihre neuen alternativen Gedanken entscheiden müssen, dass Sie diese ganz bewusst einsetzen müssen, damit ein neuer Weg entsteht. Es braucht viel Geduld und auch Mühe, aber am Ende wird es sich lohnen. Auf dem neuen Weg werden Sie andere Dinge entdecken, Dinge aus einer anderen Perspektive sehen und somit die Chance haben, ungeliebte alte Verhaltensmuster abzulegen.

Damit es Ihnen leichter fällt, die neuen, hilfreichen Gedanken im Alltag anzuwenden, stellen wir Ihnen nun noch drei verschiedene Techniken vor, die Sie ausprobieren können.

3.2.3.1 Technik 1: Den Gedanken sichtbar machen

Ziel dieser Technik ist es, dass Sie sich öfter an den hilfreichen Gedanken erinnern. Dazu gibt es verschiedene Möglichkeiten und Sie sollten ausprobieren, welche für Sie gut funktionieren. Am einfachsten ist es, den hilfreichen Gedanken auf einem Klebezettel zu notieren und diesen an Orten und Dinge anzukleben, denen Sie häufig begegnen. Oft benötigt man aber auch unterwegs eine Unterstützung, um den hilfreichen Gedanken schnell parat zu haben – hier hilft eine digitale Notiz. Vielleicht haben Sie selbst schon spontan eine Idee, wie Sie Ihre hilfreichen Alternativgedanken sichtbar machen können? Im Kasten sind ein paar Ideen aufgelistet, aber es gibt zahlreiche weitere Möglichkeiten. Ihrer Kreativität sind hier keine Grenzen gesetzt!

Den Gedanken sichtbar machen

- *Notieren Sie Ihren hilfreichen Gedanken auf Klebezetteln.* Verteilen Sie dann mehrere Klebezettel an unterschiedlichen Stellen in Ihrer Wohnung. Gute Plätze sind zum Beispiel: Kühlschrank, Spiegel, Kleiderschrank, Monitor, Türen, Pinnwand.
- *Notieren Sie Ihren hilfreichen Gedanken für unterwegs.* Speichern Sie sich eine wiederkehrende Notiz ins Handy, schreiben Sie sich einen Kalendereintrag oder schicken Sie sich selbst eine E-Mail. Nehmen Sie sich einen Klebezettel mit ins Auto oder packen Sie sich einen kleinen Notizzettel ins Portemonnaie.
- *Wechseln Sie die Erinnerungshilfen!* Sie werden merken, dass Ihnen die Zettel oder Notizen nach einer Weile nicht mehr auffallen. Dann ist es hilfreich, wenn Sie neue Orte finden oder andere Möglichkeiten ausprobieren, um sich an die hilfreichen Gedanken zu erinnern.

3.2.3.2 Technik 2: Die Karteikartentechnik

Eine weitere Möglichkeit ist die Karteikartentechnik: Nehmen Sie sich kleine Karteikarten und schreiben Ihre hilfreichen Gedanken auf. Vor allem am Anfang ist es nach unserer Erfahrung sehr hilfreich, wenn Sie die Karteikarten einstecken und mit sich tragen. Packen Sie zusätzlich ein paar leere Karten ein. Fallen Ihnen in einer Situation andere oder besser passende hilfreiche Gedanken ein, können Sie diese direkt aufschreiben und gleich damit üben. Nehmen Sie die Karten jeden Tag ein paar Mal in die Hand, lesen Sie eine beliebige Karte und stecken Sie sie wieder weg. Das können Sie entweder in regelmäßigen Abständen wiederholen (z. B. erinnert über den Handywecker) oder Sie lesen die Karten dann durch, wenn Sie Ihnen gerade „in die Hände fallen“. Diese Technik ist vor allem deshalb praktisch, weil Sie sich kontinuierlich mit Ihren neuen hilfreichen Gedanken vertraut machen.

Wenn Sie die Technik eine Weile angewendet und das Gefühl haben, dass Sie gut wissen, welche Gedanken Ihnen helfen, können Sie die Karteikarten zu Hause lassen. Werfen Sie sie aber nicht weg: Es wird immer wieder Tage geben, an denen es Ihnen an der Weggabelung im Wald schwerfällt, den neuen Trampelpfad einzuschlagen - dann ist es hilfreich, die Unterstützung in der Schublade zu wissen.

3.2.3.3 Technik 3: Der rote Punkt

Bei dieser Technik nutzen Sie ebenfalls einen Erinnerungshinweis. Besorgen Sie sich kleine farbige Klebepunkte (Durchmesser ca. 0,5 cm) und kleben Sie diese an verschiedene Stellen, die Sie oft sehen. Anders als bei der ersten Technik steht aber der Gedanke selbst nicht auf dem Klebepunkt. Das heißt, Sie können die Punkte auch an Stellen kleben, an die auch andere Personen kommen, denen Sie vielleicht nichts von Ihrem Vorhaben sagen möchten. Das bedeutet aber auch, dass Sie sich selbst an die Gedanken erinnern müssen. Es bietet sich daher an, erstmal mit den ersten beiden Techniken zu beginnen, um sich die Gedanken einzuprägen. Ist dies gelungen, kann die Klebepunkt-Technik helfen, um in möglichst vielen Situationen erinnert zu werden, dass Sie anders denken wollen.

Bei der Wahl der Orte für die Klebepunkte können Sie kreativ sein: die Armbanduhr, das Handy, der Computer, die Gartenschere oder die Schreibtischunterlage. Die Punkte dienen Ihnen als ein Signal, sich an Ihre hilfreichen Alternativgedanken zu erinnern. Wenn Sie sich nochmal an das Gedankenexperiment erinnern, dann ist der Punkt also möglichst immer an der „Weggabelung" zu sehen, wenn Sie sich entscheiden müssen, ob Sie die Fahrstraße nehmen oder doch lieber den neuen, aber anspruchsvolleren Trampelpfad. Auch für diese Technik gilt: Wechseln Sie nach einer Weile die Orte oder Farben der Punkte, weil durch die Gewöhnung der Erinnerungseffekt nachlässt.

3.2.4 Üben, üben, üben

Sie haben nun verschiedene Möglichkeiten kennengelernt, wie Sie Ihre hinderlichen Gedanken hinterfragen sowie neue, hilfreiche Gedanken entwickeln und diese im Alltag einsetzen können. Dazu haben wir Ihnen verschiedene Techniken vorgestellt und Sie haben vielleicht schon herausgefunden, welche für Sie besonders hilfreich ist. Natürlich können Sie die Techniken nach Belieben kombinieren oder verändern. Und seien Sie nicht zu streng mit sich: Es ist ganz normal, wenn die einzelnen Übungen nicht auf Anhieb funktionieren. Im Folgenden finden Sie noch ein paar Ideen, was Sie bei Schwierigkeiten tun können.

Häufige Schwierigkeiten und ihre Lösungen

- *Es ist schwierig, einen präzisen hilfreichen Gedanken zu finden.* Das geht vielen so! Die hinderlichen Gedanken sind uns so vertraut, dass eine Alternative kaum möglich erscheint. Versuchen Sie lange Gedanken kürzer zu formulieren. Notieren Sie verschiedene Ideen. Probieren Sie dann im Alltag aus, welcher Gedanke für Sie passt.
- *Ich vergesse es, den alternativen, hilfreichen Gedanken einzusetzen.* Denken Sie an die Waldmetapher. Es ist normal, dass die neuen Gedanken Ihnen nicht automatisch in den Sinn kommen. Nutzen Sie als erstes die Karteikartentechnik, um die Gedanken mehr zu verinnerlichen, und gehen Sie dann zu den nächsten Techniken über.
- *Ich habe den Gedanken eingesetzt, aber trotzdem ist die unerwünschte Folge eingetreten.* Seien sie nachsichtig mit sich selbst. Es braucht Zeit, sich mit neuen Gedanken anzufreunden und sich danach zu verhalten. Manches Mal ist man von den Gedanken noch nicht richtig überzeugt und handelt dann nur halbherzig danach. Dazu kann es sehr hilfreich sein, wenn Sie die Gedanken einige Male laut aussprechen. Damit werden sie Ihnen weniger fremd erscheinen und die Gedanken bekommen mehr „Kraft".
- *Die neuen Gedanken fühlen sich künstlich an.* Es ist ganz normal, dass die Gedanken hölzern klingen. Oft liegt das einfach an der fehlenden Gewöhnung. Wenn Sie das Gefühl haben, dass der Gedanke nicht zu Ihnen passt, dann versuchen Sie, den Gedanken neu zu formulieren. Probieren Sie verschiedene Formulierungen aus und entscheiden Sie, was sich für Sie gut anfühlt. Bedenken Sie dabei aber auch, was Ihr Ziel ist und welches Verhalten Sie erreichen wollen. Um etwas Neues auszuprobieren, muss man auch immer ein Stück aus sich herausgehen und vielleicht mit einem Gedanken beginnen, der sich nicht so „gemütlich" anfühlt.

3.3 MODUL 3: Bekommst du schon wieder deine Tage? Umgang mit falschen Annahmen und Vorurteilen

Über PMS/PMDS und den weiblichen Zyklus gibt es viele falsche Annahmen und Vorstellungen, die zum Teil bis ins Mittelalter zurückreichen. Sie begegnen uns im Alltag oft in Form von *Vorurteilen,* die entweder von außenstehenden Personen an Betroffene herangetragen werden oder auch in PMS/PMDS-Betroffenen selbst schlummern und wirken. In diesem Modul geht es darum, solche Vorurteile zu erkennen und Wege zu finden, sie zu hinterfragen und zu entkräften.

3.3.1 Wie beeinflussen Vorurteile unsere Gedanken, Gefühle und Verhalten?

Bei einem Vorurteil handelt es sich um eine Aussage, von deren Richtigkeit viele Menschen überzeugt sind, obwohl sie nicht oder nur teilweise richtig ist. Manchmal enthalten Vorurteile ein Fünkchen Wahrheit, oft beruhen sie aber einfach nur auf falschen Vorstellungen bzw. fehlendem Wissen über einen Sachverhalt. Vorurteile sind deshalb so relevant, weil sie sich auf das Erleben und Verhalten auswirken. Denken Sie noch einmal an den Abschnitt zur Rolle der Gedanken zurück, in dem erarbeitet wurde, wie hinderliche Gedanken und Bewertungen sich negativ auf unsere Gefühle und unser Verhalten auswirken (vgl. hierzu das ABC-Modell in Kapitel 3.1.4). Ähnlich ist es mit Vorurteilen: Sie sind auch eine „Bewertung“ und beeinflussen dementsprechend unsere Gefühle und unser Verhalten. Es gibt zwei Wege, wie Vorurteile Einfluss auf das Befinden nehmen: (1) Ein Vorurteil wird von einer anderen Person gegenüber einer PMS/PMDS-Betroffenen formuliert und ist damit ein Auslöser, mit dem die betroffene Person umgehen muss, oder (2) ein Vorurteil ist die Grundlage für die *eigene* Bewertung, also gewissermaßen die Begründung, warum eine bestimmte Situation so bewertet wird. In Tabelle 6 verdeutlichen zwei Beispiele in Form des ABC-Modells (vgl. graue Hinterlegungen), wie Vorurteile auf diesen beiden Wegen das Erleben und Verhalten beeinflussen können.

Tabelle 6: Zwei Beispiele für den Einfluss des Vorurteils „Wenn Frauen PMS/PMDS haben, sind sie zickig"

Auslöser	Bewertung	Gefühl	Verhalten
Sie werden im Streit angesprochen: „Kriegst du deine Tage oder warum bist du so zickig?"	• Ich darf mir nichts anmerken lassen. Ich muss meine Stimmung kontrollieren. • Ich sollte mich zurückziehen. Keiner soll unter mir leiden. • Ich kann es doch nicht ändern.	• Verängstigung • Traurigkeit • Hilflosigkeit	• Sozialer Rückzug, Absage von Verabredung • Generelle Vermeidung von Kontakten in der PMS/PMDS-Phase
Sie werden in einer beruflichen Situation (ungerechtfertigt) kritisiert.	• *Vorurteil:* Frauen mit PMS/PMDS sind zickig. • Das regt mich jetzt nur so auf, weil ich bald meine Tage bekomme – wahrscheinlich ist es wieder das PMS/PMDS. • Lieber sage ich jetzt nichts dazu, sonst reagiere ich bestimmt über und werde für zickig und unkontrolliert gehalten.	• Verunsicherung • Ärger über ungerechtfertigte Kritik • Gefühl von Kontrollverlust • Enttäuschung	• Eigene Meinung nicht ausdrücken • Situation verlassen • Selbstvorwürfe machen, nicht für sich eingetreten zu sein

3.3.2 Woher kommen die Vorurteile und warum sind sie so hartnäckig?

Im Kontext von PMS/PMDS sind Ihnen höchstwahrscheinlich schon eine Reihe von Vorurteilen begegnet. Viele beziehen sich auf die *Stimmung* (z. B. „Frauen mit PMS/PMDS sind gereizt und zickig." oder „Frauen mit PMS/PMDS sollte man besser aus dem Weg gehen."), die allgemeine *Leistungsfähigkeit* (z. B. „PMS/PMDS ist nur eine Ausrede/Einbildung." oder „Frauen mit PMS/PMDS können sich nicht konzentrieren.") sowie die *Partnerschaft* (z. B. „Mit Frauen, die PMS/PMDS haben, kann man nicht diskutieren." oder „PMS/PMDS und Partnerschaft verträgt sich nicht."). Viele Vorurteile basieren auf falschen Annahmen und Vorstellungen zur Menstruation (z. B. „Menstruationsblut ist unrein", „Menstruation verursacht Eisenmangel" oder „Der Mond bestimmt den Zyklus"), die vor allem aus dem religiösen Kontext kommen, für die es aber keine wissenschaftlichen Belege gibt. Eine weitere Basis für Vorurteile sind Erfahrungen einzelner Personen, die verallgemeinert werden, obwohl sie nicht für alle Frauen gelten (z. B. „Frauen, die die Pille nehmen, haben kein PMS bzw. keine PMDS.").

Ein wichtiger Grund dafür, dass Vorurteile zu PMS/PMDS so präsent und hartnäckig im Alltag sind, ist die Tatsache, dass Betroffene sie oft selbst übernehmen, ohne sie zu hinterfragen. Dafür gibt es einige (gute) Gründe, die wir im Folgenden näher anschauen.

Vorurteile als kurzfristige Entlastung

Manchmal erscheint es vielleicht hilfreich, wenn die Beschwerden durch PMS/PMDS ins Lächerliche gezogen oder als nicht bedeutsam dargestellt werden, um sie leichter auszuhalten. Beispielsweise könnte eine Person, die gerade starke PMS/PMDS-Symptome erlebt, dies aber nicht zugeben kann oder will, das Vorurteil „PMS/PMDS ist nur Einbildung" übernehmen und zu sich selbst sagen: „Ach, ich krieg nur meine Tage, das ist nun wirklich kein Problem. Ich muss mich nicht so anstellen." Kurzfristig erscheint das erstmal gar nicht so schlimm, da es z. B. als Motivation verstanden werden kann. Auf lange Sicht steht ein solches Denken jedoch einer wirksamen Problembewältigung entgegen. Denn wenn dauerhaft die eigenen Beschwerden nicht ernstgenommen werden, werden notwendige Bewältigungsstrategien nicht erlernt

(z. B. eigene Bedürfnisse ausdrücken, Entspannung, Selbstfürsorge) oder möglicherweise notwendige Behandlungen nicht in Anspruch genommen.

Vorurteile als Entschuldigung

Ein weiterer Grund, Vorurteile für sich selbst zu übernehmen, ist, dass diese gut als Entschuldigung herhalten können. Nehmen wir an, Sie haben eine Verabredung zum Spaziergang, die Sie absagen wollen. Wenn Sie das Vorurteil „Alle Frauen mit PMS/PMDS sind gereizt" für bare Münze nehmen, dann ist es ein Leichtes, daraus die Erklärung abzuleiten „Ich bin schlecht drauf, ich kann nicht mitkommen". Vielleicht ist es in der Situation ja tatsächlich so, dass Sie wegen des PMS bzw. der PMDS unter gereizter Stimmung leiden. Vielleicht gibt es aber auch andere Erklärungen? Vielleicht haben Sie prinzipiell keine Lust auf einen Spaziergang oder Sie wollen lieber erst eine wichtige Aufgabe abschließen oder Sie möchten die bestimmte Person nicht treffen? Sie merken selbst, dass es viel schwieriger wäre, der anderen Person den *wahren Grund* zu nennen, weil man sie damit vielleicht enttäuschen oder verärgern würde. Das Vorurteil kommt also als Entschuldigung wie gerufen.

Vorurteile als „Wahrheit"

Schließlich werden Vorurteile auch dann übernommen, wenn man sich nicht bewusst ist, dass es sich um ein Vorurteil handelt. Das passiert oft dann, wenn sie dauerpräsent im Alltag sind oder wenn man selbst eine bestätigende Erfahrung gemacht hat. Dazu auch wieder ein kurzes Beispiel: Stellen Sie sich vor, Sie erleben oft, dass Ihre Stimmung in der prämenstruellen Phase wechselhaft ist. Wenn Ihnen dann das Vorurteil begegnet „Frauen mit PMS/PMDS sind gereizt und zickig", werden Sie möglicherweise zustimmen, dass diese Aussage richtig ist, weil Sie persönlich es so erleben. Damit wird aber nicht nur das Vorurteil weiter untermauert, sondern es bedeutet auch, dass Sie die wechselhafte Stimmung als *gegeben* hinnehmen und davon ausgehen, dass Sie daran nichts verändern können. Das Vorurteil hält Sie also davon ab, aktiv zu werden und eine andere Lösung zu suchen. Im Gegenteil, es wird eher die Aufmerksamkeit auf die Symptome gerichtet und diese werden im Sinne einer *sich selbsterfüllenden Prophezeiung* vielleicht noch verstärkt wahrgenommen.

3.3.3 Vorurteile auf dem Prüfstand

PMS/PMDS-spezifische Vorurteile sind im Alltag sehr präsent und können einen negativen Einfluss auf das Wohlbefinden und den Umgang mit PMS/PMDS haben. Werden sie für wahr und zutreffend gehalten, kann das dazu führen, dass die betroffene Person *nicht* glaubt, durch eigenes Verhalten etwas verändern zu können. Es ist daher wichtig, sich diese falschen Annahmen und Vorurteile bewusst zu machen und zu hinterfragen. Hierfür können Sie die Techniken zur Gedankenanalyse aus Kapitel 3.2.1 anwenden. Durch das Analysieren der falschen Annahmen und Vorurteile können Sie eine Distanz dazu aufbauen und langfristig deren Einfluss auf Ihr persönliches Befinden reduzieren. Damit Ihnen das Hinterfragen leichter fällt, finden Sie in Tabelle 7 einige typische PMS/PMDS-bezogene Beispiele.

Tabelle 7: Hinterfragen von typischen PMS/PMDS-bezogenen Vorurteilen

Vorurteil bzw. falsche Annahme	Hinterfragen des Vorurteils	
	„Das Fünkchen Wahrheit"	Das spricht dagegen
PMS/PMDS-Betroffene sind immer gereizt.	• PMS/PMDS geht mit verschiedenen körperlichen und psychischen Symptomen einher. Bei einigen Betroffenen tritt Gereiztheit auf.	• Nicht alle Betroffenen erleben Stimmungsschwankungen. • Stimmungsschwankungen können sich auch anders als durch Reizbarkeit zeigen, z. B. durch Traurigkeit. • Das Ausmaß der Stimmungsschwankungen hängt von weiteren Faktoren ab (z. B. Alltagsstress).
PMS/PMDS-Betroffene können sich schlecht konzentrieren.	• Eine eingeschränkte Konzentrationsfähigkeit kann ein Symptom von PMS/PMDS und belastend sein.	• Konzentrationsprobleme treten nicht bei allen Betroffenen bzw. nicht zwangsläufig in jedem Zyklus auf.

Tabelle 7: Fortsetzung

Vorurteil bzw. falsche Annahme	Hinterfragen des Vorurteils	
	„Das Fünkchen Wahrheit“	Das spricht dagegen
		• Konzentrationsprobleme treten oft nur für eine begrenzte Zeit, nicht aber über die komplette PMS/PMDS-Phase auf.
PMS/PMDS gibt es gar nicht. PMS/PMDS ist nur eine Ausrede.	• Es gibt Frauen, die prämenstruell keinerlei Veränderungen wahrnehmen.	• 50 bis 80 % der Frauen im gebärfähigen Alter erleben zeitweise prämenstruelle Symptome.[1] • Studien belegen eindeutig, dass PMS und PMDS ernstzunehmende Erkrankungen sind. • Studien zeigen, dass insbesondere PMDS stark belastend ist und durch die Symptome dazu führt, dass Personen ihren Verpflichtungen nicht vollständig nachkommen können.[2]

Anmerkungen: [1] Campagne & Campagne (2007); [2] Heinemann, Minh, Filonenko & Uhl-Hochgräber (2010)

Sie haben nun eine Menge über Vorurteile und falsche Annahmen zum Thema PMS/PMDS erfahren und viel dazu gelesen, welchen ungünstigen Einfluss diese auf *Ihren Umgang* mit PMS/PMDS haben können. Nun sind Sie wieder dran:

Übung: Vorurteile auf dem Prüfstand

Nehmen Sie sich zuerst etwas Zeit und überlegen Sie, welche Vorurteile *Ihnen persönlich* schon begegnet sind und welche Sie vielleicht für sich selbst *übernommen* haben. Hinterfragen Sie deren Wahrheit und Richtigkeit.

Wenn Sie „Ihre" Vorurteile gefunden haben, dann überlegen Sie als nächstes, wann bzw. unter welchen Bedingungen diese in *Ihrem Alltag* auftreten und welchen *Einfluss* sie auf Ihren Umgang mit bestimmten Situationen haben. Sind die Vorurteile vielleicht eine Erklärung dafür, dass Sie eine Sache, zu der Ihnen der Mut fehlt, nicht machen? Oder hält das Vorurteil Sie davon ab, eine neue Bewältigungsstrategie im Umgang mit PMS/PMDS auszuprobieren?

Notieren Sie sich die Vorurteile und falschen Annahmen, die für Sie eine Rolle spielen, am besten auf kleinen Karteikarten. Auf der Rückseite können Sie dann die Gründe, die dagegensprechen, notieren. Sie können die Karteikarten dann jederzeit zur Hand nehmen, um im Alltag den Vorurteilen Kontra zu geben.

3.4 MODUL 4: Mach dich doch mal locker! Stress und Entspannung

In unserem Alltag begegnen wir dem Begriff „Stress" sehr häufig. Viele Menschen in unserem Umfeld fühlen sich gestresst und Sie selbst haben sicherlich auch schon öfter die Formulierung „Ich bin gestresst!" verwendet. Trotzdem wissen viele Menschen oftmals gar nicht so genau, was sich hinter diesem „gestresst sein" überhaupt verbirgt. Gerade im Zusammenhang mit PMS/PMDS spielen tägliche Belastungen jedoch eine zentrale Rolle. Daher wird es im Folgenden darum gehen, was genau Stress eigentlich ist und welche Folgen er in Bezug auf PMS/PMDS hat. Gleichzeitig lernen Sie eine effektive Strategie gegen Stress kennen: Entspannung.

3.4.1 Was ist Stress und was macht er mit mir und meinem Körper?

Der Begriff „Stress" umfasst die Reaktionen eines Lebewesens auf Belastungsfaktoren (sogenannte Stressoren). Diese Reaktionen können auf verschiedenen Ebenen stattfinden: Gefühle, Gedanken, Verhalten und körperliche Reaktionen. Der Mensch ist somit in seiner Ganzheit von Stressoren betroffen. Häufig wird zuerst die körperliche Komponente von Stress wahrgenommen. Vielleicht kennen Sie von sich körperliche Reaktionen, die Sie immer dann haben, wenn Sie sich gestresst fühlen – zum Beispiel pochende Kopfschmerzen oder Verspannungen im Nacken.

Diese körperlichen Reaktionen sind auf ein Ungleichgewicht in unserem autonomen Nervensystem zurückzuführen. Dieses System ist unter anderem dafür zuständig, die Atmung, die Herzfrequenz oder die Verdauung zu steuern. Es wird in zwei Teile unterteilt: Der *Sympathikus* (oder *Anspannungsnerv*) sorgt dafür, dass vermehrt Energie bereitgestellt wird, wenn wir uns in einer belastenden Situation befinden. Er aktiviert unsere Organe und sorgt dafür, dass verschiedene Hormone, die uns leistungsfähiger machen, ausgeschüttet werden. Auf diese Weise können wir die stressigen Anforderungen bewältigen. Deshalb bemerkt man oft, wenn man sich gestresst fühlt, dass das Herz schneller schlägt und die Atmung unruhiger ist. Der zweite Teil des autonomen Nervensystems ist der *Parasympathikus* (oder *Entspannungsnerv*). Er ist für die Entspannung und Regeneration zuständig. Der Entspannungsnerv sorgt sowohl für körperliche als auch mentale Energie, also geistige Frische, Wachheit und Ausgeglichenheit. Dieser Zustand wird beispielsweise darüber erreicht, dass die Verdauung angeregt wird und wichtige Nährstoffe bereitgestellt werden.

Beide Teile des autonomen Nervensystems sind gleichermaßen bedeutsam und sollten idealerweise im Gleichgewicht sein: Je nach Situation ist mal der eine Teil aktiver, mal der andere. Halten Stressfaktoren lange an, bleibt der Anspannungsnerv lange aktiv und die Energiereserven können durch den Entspannungsnerv nicht ausreichend aufgefüllt werden. Ein Ungleichgewicht entsteht, die Person fühlt sich erschöpft und müde, weil die nötige Energie und Kraft fehlen. Die dauerhaft hohe Anspannung kann zu körperlichen Symptomen wie Kopfschmerzen, Muskelverspannungen oder Schlafstörungen führen.

3.4.2 Stress und PMS/PMDS

Im Erklärungsmodell zu PMS/PMDS (vgl. Kapitel 1.2) wird deutlich, dass Stress ein Risikofaktor für die Entstehung von PMS/PMDS ist. Stress kann sich z. B.

ungünstig auf den Hormonhaushalt auswirken – und dabei gerade auch auf Hormone, die für PMS/PMDS relevant sind, wie Östrogen oder Progesteron. Stress kann indirekt einen ungesunden Lebensstil mit zu wenig Bewegung und ungesunder Ernährung begünstigen (z. B. weil scheinbar keine Zeit dafür ist). Stress spielt auch eine große Rolle bei der Aufrechterhaltung der PMS/PMDS-Symptome. Einerseits können PMS/PMDS-Symptome selbst Stressoren sein, andererseits können sie eine Reaktion auf Stressoren darstellen:

PMS/PMDS-Symptome als Stressoren. PMS/PMDS-Symptome – wie z. B. Kopfschmerzen oder Konzentrationsprobleme – können selbst ein Stressor sein, weil man weiß, dass man durch sie nicht so effektiv arbeiten kann (was wiederum ein Stressgefühl auslösen kann), oder weil sie eine ohnehin belastende Situation noch weiter verschlimmern.

PMS/PMDS-Symptome als Stressreaktion. PMS/PMDS-Symptome können aber auch eine mögliche Reaktion auf bestehenden Stress sein. Ist der Körper in einem gestressten Zustand, werden körperliche Veränderungen (so eben auch prämenstruelle Veränderungen) verstärkt wahrgenommen. PMS/PMDS-Symptome werden dann als eine weitere Stressreaktion erlebt.

PMS/PMDS-Symptome und Stress sind also stark miteinander verwoben. Es gibt verschiedene Strategien, um diesen Kreislauf zu durchbrechen und Stress zu reduzieren. Dazu zählen beispielsweise Entspannung, angenehme Aktivitäten oder Genusstraining.

3.4.3 Entspannungstechniken

3.4.3.1 Was ist Entspannung und wie kann man sie erlernen?

Für die physische und psychische Gesundheit ist es entscheidend, dass sich die Aktivität von Sympatikus (Anspannungsnerv) und Parasympatikus (Entspannungsnerv) die Waage halten. Ist die Waage ausbalanciert, können negative Stressfolgen langfristig vermieden werden (vgl. Abbildung 5).

Je entspannter eine Person sein kann, desto mehr Stressoren kann sie bewältigen, weil der Entspannungsnerv die Reserven immer wieder auffüllt. Das bedeutet, dass Entspannung nicht nur bestehende Anspannungen lösen, sondern auch neue mentale und körperliche Energie bereitstellen kann, um die

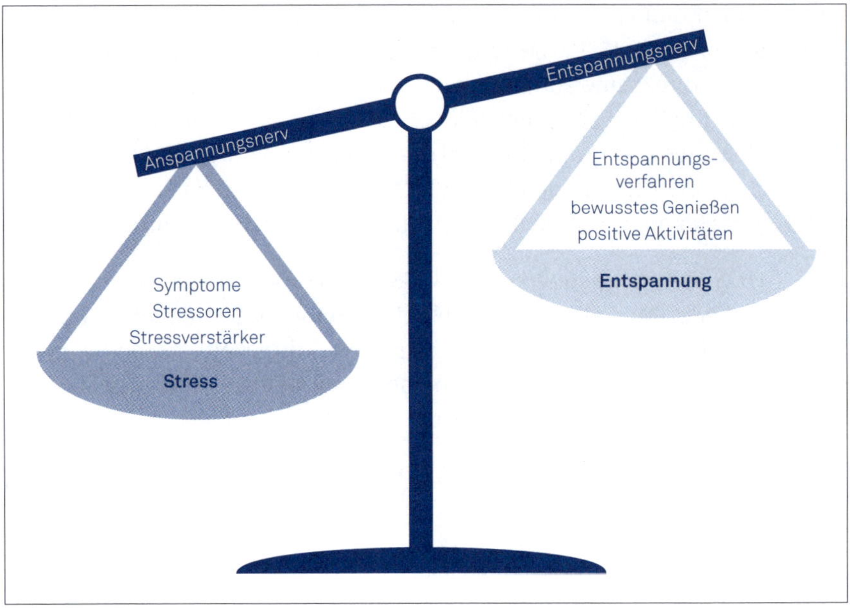

Abbildung 5: Anspannung und Entspannung im Wechselspiel

Stressresistenz zu erhöhen. Dabei ist entscheidend: *Entspannung kann man lernen!* Eine Möglichkeit ist die Teilnahme an einem Entspannungstraining, eine andere Möglichkeit ist es, Aktivitäten nachzugehen, die einem Freude bereiten oder zu lernen, Dinge bewusst zu genießen. Dies kann ein ausgedehntes Schaumbad sein, ein Abend auf der Couch oder eine Tasse Kaffee in der Sonne.

Es ist entscheidend, dass Sie entspannungsfördernde Aktivitäten nicht nur in der prämenstruellen Phase durchführen, sondern während des kompletten Zyklus Entspannung üben. Dadurch können Sie generell (d.h. auch in symptomfreien Phasen) das Gegengewicht zum Stress erhöhen.

Warum ist das so wichtig? In den Phasen, in denen man sich schon gestresst fühlt (also z.B. in der prämenstruellen Phase), fällt es oft viel schwerer, etwas Neues zu lernen oder sich selbst zu motivieren, neu gelernte Strategien anzuwenden. Außerdem helfen regelmäßige Entspannungsübungen dabei, dass mögliche Stressoren besser abgewehrt werden können und dadurch Stresssymptome nicht weiter verstärkt werden. Prämenstruelle Symptome – ebenso wie andere Stressoren – können dann besser ausgehalten werden, wenn ein grundsätzliches Gleichgewicht aus An- und Entspannung besteht. Wenn Sie also durch die Entspannungstechniken relativ entspannt sind, können Ihnen Stressoren und Ihre PMS/PMDS-Symptome weniger anhaben.

Zusätzlich zu regelmäßigen Entspannungsübungen ist es natürlich ratsam, an Tagen, an denen Sie stark unter prämenstruellen Symptomen leiden, einen Fokus auf Entspannung zu legen.

Um Entspannungsübungen im Alltag leichter erlernen zu können, haben wir Ihnen einige Hinweise zu Rahmenbedingungen zusammengestellt, durch die das Üben leichter wird und die Entspannungstechniken ihre Wirkung besser entfalten können (vgl. Kasten).

Rahmenbedingungen für Entspannung

- *Ruhige Umgebung:* Schalten Sie Radio und Fernseher aus und versuchen Sie, Hintergrundgeräusche möglichst leise zu halten.
- *Bitte nicht stören:* Suchen Sie eine Uhrzeit, zu der Sie nicht gestört werden. Teilen Sie Personen in Ihrem Umfeld mit, dass Sie in der nächsten halben Stunde nicht gestört werden möchten. Legen Sie Ihr Telefon in einen anderen Raum. Vermeiden Sie Zeiten, in denen Störungen sehr wahrscheinlich sind (z. B. weil jemand nach Hause kommt).
- *Angenehme Haltung:* Nehmen Sie eine Körperhaltung ein, in der Sie sich wohlfühlen.
- *Zeit nehmen:* Nehmen Sie sich ausreichend Zeit! Es kann hilfreich sein, sich jeden Tag einen festen Zeitpunkt auszusuchen, an dem Sie üben möchten. Tragen Sie sich einen festen Termin in den Kalender ein. Planen Sie anfangs ungefähr 20 Minuten pro Übung ein, nach mehreren Durchgängen können Sie diese Zeit bei Bedarf reduzieren. Sie sollten den Zeitpunkt nicht unmittelbar vor einen anderen Termin legen, da Sie sonst in Gedanken schon beim nächsten Termin sind.
- *Geduldiges Üben:* Eine Entspannungstechnik muss erst mehrmals geübt werden, ehe die erhoffte Entspannung zuverlässig eintritt. Daher ist ganz wichtig: Wenn Sie bei den ersten Übungsdurchgängen keine Wirkung verspüren, geben Sie nicht auf, sondern haben Sie Geduld und üben Sie weiter.
- *Augen schließen:* Um die Ablenkung durch die Umgebung möglichst gering zu halten, ist zu empfehlen, die Augen zu schließen. Wenn Ihnen das unangenehm ist oder Sie dazu neigen, schnell einzuschlafen, lassen Sie die Augen geöffnet und richten den Blick „verschwommen“ auf einen festen Punkt.

3.4.3.2 Welche Entspannungstechniken gibt es und welche hilft mir?

Möglicherweise haben Sie selbst schon ein Entspannungsverfahren erlernt, das Ihnen gut hilft. Oder Sie haben schon verschiedene Verfahren ausprobiert, aber noch nicht das Richtige gefunden. Es gibt sehr viele verschiedene Entspannungsverfahren, die man gut lernen kann über Video- oder Audioanleitungen, die online kostenfrei verfügbar sind (z. B. auf den Webseiten der gesetzlichen Krankenkassen), in Kursen (z. B. von der Krankenkasse oder der Volkshochschule) oder über Ratgeber (z. B. Krampen, 2011; Michalak, Meibert & Heidenreich, 2017). Im Folgenden stellen wir Ihnen zuerst einige Entspannungsverfahren überblicksartig vor, bevor wir ein spezifisches Verfahren (die Progressive Muskelentspannung nach Jacobson) und eine Haltung, die mit Entspannung verbunden ist, (Achtsamkeit) näher erklären. Wir empfehlen, dass Sie sich zunächst für ein Entspannungsverfahren entscheiden und dieses regelmäßig üben, damit sich die Wirkung entfalten kann. Letztendlich geht es auch hier, ähnlich wie beim Sport, darum, das Entspannungsverfahren zu finden, das am besten zu Ihnen passt. Das kann eine regelmäßige Morgenmeditation, eine aktive Yogapraxis oder auch etwas ganz anderes sein. Schauen wir uns also verschiedene Verfahren an:

Progressive Muskelentspannung (PMR). Die Progressive Muskelentspannung nach Jacobson (1929) zählt zu den am häufigsten eingesetzten und wissenschaftlich am besten untersuchten Verfahren. Die heute eingesetzten Versionen gehen zurück auf die Adaptation der ursprünglichen Version durch Bernstein und Borkovec (2013). Die PMR basiert auf einer einfachen Methode: dem An- und Entspannen von einzelnen Muskelgruppen. Details hierzu finden Sie im nächsten Kapitel.

Autogenes Training. Das autogene Training wurde in den 1930er Jahren von Johannes Heinrich Schultz entwickelt. Mithilfe von Autosuggestion, was grob übersetzt so viel wie „Selbstbeeinflussung“ heißt, soll der Körper über eine Art Selbsthypnose in einen entspannten Zustand versetzt werden. Neben PMR gehört das autogene Training zu den verbreitetsten Entspannungsverfahren in Deutschland, auch wenn es nicht ganz so viele wissenschaftliche Untersuchungen dazu gibt wie zu PMR.

Fantasiereisen. Fantasiereisen sind, anders als das autogene Training oder PMR, kein festes „Trainingsprogramm“, das z. B. durch Kurse erlernt werden kann. Dementsprechend gibt es auch kaum wissenschaftliche Untersuchungen zu deren Wirksamkeit. Unsere Erfahrung in der Praxis hat jedoch gezeigt, dass es vielen Betroffenen hilft, regelmäßig auf Fantasiereisen zu gehen. Wohin die Reise geht, kann sehr unterschiedlich sein: Ob zu einem fiktiven Kraftort, in den eigenen Körper oder auch an einen konkreten Ort wie das letzte Urlaubsziel - der Fantasie ist bei Fantasiereisen keine Grenzen gesetzt. Viele Frauen erleben anfangs eine Anleitung als hilfreich, welche entweder in Form von zahlreichen Büchern oder auch im Internet zu finden ist. Die allgemeinen Hinweise in Kapitel 3.4.3.1 helfen, um den Rahmen zu setzen.

Yoga. Viele unserer Patientinnen berichten, dass sie von regelmäßigen Yoga-Übungen profitieren. Dabei sind die Möglichkeiten, Yoga zu praktizieren, vielfältig. Zum einen gibt es verschiedene Schulen und damit verbundene Übungen, zum anderen viele Wege, auf denen diese gelernt werden können: Von (Online-)Kursen über Videos bis hin zu Büchern gibt es für jede den passenden Zugang.

Achtsamkeitsübungen. Eng verwandt mit Fantasiereisen und Yoga sind Achtsamkeitsübungen. Dahinter steckt das Konzept der Achtsamkeit. Was das bedeutet und wo Sie hier ansetzen können, können Sie im Kapitel 3.4.5 nachlesen.

3.4.4 Die Progressive Muskelentspannung nach Jacobson (PMR)

Wie schafft man es, die geistige Anspannung zu lösen und den Kopf einfach mal abzuschalten? Nach Auffassung des Arztes Edmund Jacobson (1929) gelingt das, indem man zunächst die körperliche Anspannung reduziert. Da die körperliche und emotionale Anspannung untrennbar verknüpft sind, kann PMR dabei helfen, auch die geistige Anspannung zu reduzieren. Wie Sie bereits gelesen haben, verstärken sowohl körperliche als auch emotionale Anspannungen die PMS/PMDS-Symptome. Daher ist die Reduktion muskulärer Anspannung ein wichtiger Ansatzpunkt.

Das Grundprinzip der PMR ist ein Wechsel von Anspannung und Entspannung verschiedener Muskelgruppen. Dies kann man sich gut am Bild eines Pendels verdeutlichen: Man zieht das Pendel zuerst in Richtung *Anspannung* (man spannt die Muskeln an), um dann durch Loslassen des Pendels (man löst die Muskelanspannung) ein automatisches Schwingen in Richtung *Entspannung* zu erreichen. Praktisch bedeutet das: Einzelne Muskelgruppen werden zuerst angespannt und anschließend gelöst. Durch diesen Wechsel gelingt die Entspannung leichter und der Entspannungszustand ist nach der bewussten Anspannung besser wahrnehmbar. Wichtig dabei ist, dass die Muskeln nur mittelstark angespannt werden, d.h. der Muskel soll nicht zittern und verkrampfen. Eine mittlere Anspannung reicht völlig aus, um den gewünschten Entspannungseffekt zu erzielen.

Gerade bei der Bewältigung von Schmerzen gilt PMR als eine sehr wirksame Methode. Damit sich Erfolge einstellen können, ist es wichtig, dass Sie häufig, möglichst täglich, üben. Die Dauer des jeweiligen Übens ist dabei weniger ausschlaggebend für eine erfolgreiche Entspannung als die Regelmäßigkeit. PMR gibt es in einer Kurz- und einer Langversion. Für den Anfang ist die Langversion empfehlenswert. Sind Sie eine geübte PMR-Anwenderin, ist die Kurzversion ebenso effektiv. Konkrete Übungsanleitungen finden Sie als Audio- und Videofiles online (z.B. bei gesetzlichen Krankenkassen) oder auch in Selbsthilferatgebern (Krampen, 2011).

Es ist hilfreich, Übungseinheiten konkret in den Alltag einzuplanen und ein Übungsprotokoll zu führen, um den eigenen Fortschritt sichtbar zu machen. Das kann beispielsweise anhand einer einfachen Tabelle auf einem Blatt Papier geschehen, die Sie an einem gut sichtbaren Ort verwahren. Als Anregung finden Sie in Abbildung 6 einen Vorschlag für mögliche Protokollspalten mit einer ausgefüllten Beispielzeile.

3.4.5 Achtsamkeit aufbauen

Achtsamkeit ist weniger eine konkrete Technik (wie es die PMR ist), sondern vielmehr eine innere Haltung. Der Hauptfokus liegt darauf, im Hier und Jetzt zu sein (und nicht über die Vergangenheit oder Zukunft nachzudenken) und einfach „nur" wahrzunehmen (ohne direkt zu bewerten). Eine häufig von unseren Patientinnen berichtete Reaktion auf prämenstruelle Beschwerden wie Müdigkeit ist beispielsweise in etwa: „Oh je, jetzt bin ich schon wieder so platt, wie soll das heute Abend nur werden? Immer dieses blöde PMS! Eigentlich bin ich dran, die Kinder ins Bett zu bringen, so halte ich das aber doch nie durch ... Und morgen ist die Präsentation vor den Kunden, wie soll ich das nur

Datum	Uhrzeit und Dauer	Erfolg (1 = sehr gut gelungen bis 6 = sehr schlecht gelungen)	Schwierigkeiten und Ideen für Verbesserungen
23.06.2021	19.00 Uhr, 30 Minuten	4	• immer wieder weggenickt • konnte der Anleitung kaum folgen → nächstes Mal: im Sitzen üben, eine andere Tageszeit probieren

Abbildung 6: Beispiel für einen Eintrag im Entspannungsprotokoll

schaffen?" Die automatische Bewertung ist also oft negativ, gefolgt von Sorgen über die nahe Zukunft. Eine achtsame Wahrnehmung der Beschwerden hingegen würde nichts weiter umfassen als genau das: die Wahrnehmung „Ich bin müde", ohne direkt Implikationen für die Zukunft oder Zusammenhänge zum Zyklus herzustellen. Wir setzen bei der Achtsamkeit also vor allem am Punkt 4 unseres Teufelskreises an: bei der Wahrnehmung. Aber auch die Bewertungen und das Verhalten sind Ziel einer achtsamen Grundhaltung.

So weit, so gut. Wie kann man jedoch eine solche Haltung entwickeln? Hier gibt es verschiedene Übungen und Herangehensweisen. Zum einen können Yoga oder Meditation helfen, zum anderen können Sie aber auch an viel „kleineren" Stellen ansetzen. Beispielsweise dem Atem: Setzen Sie sich hin und achten Sie fünf Minuten nur auf Ihren Atem, spüren Sie ihm nach, wie er kommt und geht, ohne dass Sie ihn verändern. Das gleiche Prinzip können Sie auch bei anderen Dingen anwenden: Essen Sie Ihr Frühstück achtsam und nehmen Sie jeden Reiz bewusst wahr. Wie fühlt sich das Müsli in Ihrem Mund an, wo genau schmecken Sie es an der Zunge, welches Geräusch macht das Kauen? Oder unter der Dusche: Wie fühlt sich das Wasser an, können Sie es genau spüren? Sie merken, dass es an einem Tag unzählige Möglichkeiten gibt, das achtsame Wahrnehmen zu üben. Es lohnt sich, an angenehmen und alltäglichen Dingen anzusetzen, ehe Sie die achtsame Haltung auch auf unangenehme und schmerzhafte Bereiche wie PMS/PMDS anwenden. Da das Konzept der Achtsamkeit inzwischen nicht nur in der Forschung, sondern auch in der Gesellschaft angekommen ist, finden sich zahlreiche Ratgeber zum Thema (z.B. Michalak et al., 2017), Online-Angebote sowie Kurse, die teilweise auch von Krankenkassen finanziert oder bezuschusst werden.

3.4.6 Stressverstärker erkennen und verändern

Neben dem Erlernen einer Entspannungstechnik ist es bei Stress auch hilfreich, Gedanken und Bewertungen ins Blickfeld zu rücken. In den Kapiteln 3.1 und 3.2 haben Sie bereits viel zum Thema Gedanken gelesen. Auch bei der Entstehung und Aufrechterhaltung von Stress spielen Gedanken und Bewertungen eine entscheidende Rolle. Wir unterscheiden zwischen *Stressoren, Stressverstärkern* und *Stressreaktion. Stressoren* sind Situationen oder Bedingungen, die auf uns täglich einwirken und den Sympathikus aktivieren, d.h. *Stressreaktionen* auslösen. Wie oben beschrieben führt nicht jeder Stressor automatisch zu einer Stressreaktion. Zum einen spielt das Gleichgewicht zwischen Sympathikus und Parasympathikus eine wichtige Rolle, zum anderen reagiert jede Person auf bestimmte Stressoren besonders stark. Welche Stressoren sind das bei Ihnen?

> Nehmen Sie sich einen Moment Zeit und überlegen Sie sich, was Ihre *persönlichen Stressoren* sind. Schauen Sie sich dazu verschiedene Lebensbereiche an. Überlegen Sie sich, was Sie unzufrieden macht oder belastet und deshalb Stress auslöst. Wundern Sie sich nicht, wenn in verschiedenen Lebensbereichen ähnliche Stressoren auftauchen. Zeitdruck kann beispielsweise ein Stressor sein, der in beruflichen wie auch privaten Lebensbereichen vorkommt. Nutzen Sie für diese Übung den ersten Teil des Arbeitsblatts 6 „Meine Stressoren und Stressverstärker" (vgl. Anhang, S. 104f.).

Einen weiteren Einfluss darauf, ob Stressoren auch tatsächlich eine Stressreaktion auslösen, haben die dazwischen liegenden *Stressverstärker.* Das sind bestimmte Einstellungen und Bewertungen, die dazu führen, dass sich eine Person schneller gestresst fühlt als eine andere Person. Ein beliebtes Beispiel hierfür ist Perfektionismus: Wenn man den Anspruch hat, alles perfekt machen zu müssen, kann dies schnell den Stress bei einem herannahenden Abgabetermin verstärken. Bei *Stressverstärkern* handelt es sich also um sehr *individuelle Bestandteile von Stress.*

Wissenschaftliche Befunde zeigen, dass PMS/PMDS-Betroffene nicht generell mehr Stressoren berichten als Personen ohne PMS/PMDS und dass sie sich auch im Umgang mit Stressoren nicht generell von diesen unterscheiden. In der prämenstruellen Phase zeigen sich jedoch Unterschiede in der Bewertung von Stressoren: PMS/PMDS-Betroffene bewerten Stressoren häufig negativer, wenn sie sich gerade in der prämenstruellen Phase befinden. In dieser Phase schätzen sie dann auch ihre persönlichen Bewältigungsstrategien als schlechter ein. Dadurch fühlen sie sich logischerweise in der prämenstruellen Phase oft gestresster als nicht betroffene Personen. Nun ist es im Alltag ganz normal, dass verschiedene Stressoren auf uns einströmen, an denen sich oft kaum etwas ändern lässt (z.B. berufliche Anforderungen, Kinderbetreuung). Was man aber verändern kann, ist die Bewertung von Stressoren und die eigene Einstellung dazu. Daher ist ein wichtiger Schritt in der Stressbewältigung, sich mit seinen persönlichen *Stressverstärkern* auseinanderzusetzen. Wenn man diese kennt, ist es leichter, aktiv daran zu arbeiten und den Stressoren den Wind aus den Segeln zu nehmen.

Im zweiten Teil des Arbeitsblattes 6 „Meine Stressoren und Stressverstärker" (vgl. Anhang, S. 105) geht es um Ihre *persönlichen Stressverstärker.* Vervollständigen Sie die im Arbeitsblatt aufgeführten Sätze, um sich Ihre persönliche Stressreaktion und Ihre Stressverstärker noch einmal genauer anzusehen.

Stressverstärker sind oft Sätze, die *Schlüsselwörter* wie „alles", „immer" oder „nie" enthalten (z.B. „Ich werde das nie schaffen." oder „Immer muss ich alles machen."). Das kommt Ihnen jetzt bekannt vor? Genau! Das ist genauso wie bei den hinderlichen Gedanken, die im Modul 1 ausführlich erarbeitet wurden (vgl. insbesondere Kapitel 3.1.5). Bei den Stressverstärkern handelt es sich auch um hinderliche Gedanken, die das Verhalten und die Gefühle beeinflussen. Die Techniken zur Veränderung hinderlicher Gedanken, die Sie im Modul 2 gelernt haben (insbesondere in den Kapiteln 3.2.1 und 3.2.3), können Sie daher ebenso auf Ihre persönlichen Stressverstärker anwenden.

3.4.7 Bewältigungsstrategien zum Umgang mit Stress: Eigene Ressourcen bewusst machen

Jede Person hat sehr unterschiedliche Stressverstärker, die entsprechend auch die unterschiedlichen Stressreaktionen erklären. Bei der Stressreaktion spielt neben den Stressverstärkern noch eine weitere Komponente eine wichtige Rolle: die wahrgenommenen Bewältigungsstrategien, also die persönliche Einschätzung dazu, wie und ob man die Anforderung bewältigen kann bzw. mit dem Stressor umgehen kann. Stehen Sie beispielsweise vor einer schwierigen Aufgabe, dann müssen Sie abschätzen, ob Sie diese lösen können. Haben Sie ausreichend Zeit und die nötigen Fähigkeiten, dann werden Sie Ihre Bewältigungsstrategien als ausreichend einschätzen und keine Stressreaktion zeigen. Haben Sie hingegen das Gefühl, dass die Aufgabe Sie überfordert oder dass Sie zu wenig Expertise haben, dann werden Sie Ihre eigene Fähigkeit, die Aufgabe zu erledigen – also Ihre Bewältigungsstrategie – als unzureichend bewerten. Die neue Aufgabe führt dann dazu, dass Sie Stress erleben. Das heißt, es geht dann plötzlich nicht mehr nur darum, die Aufgabe zu lösen, sondern Sie müssen auch noch mit Ihrem Stress umgehen. Hierzu ist es dann wichtig, sich einzelne Strategien zur Stressbewältigung bewusst zu machen und diese anzuwenden (z.B. eine Kollegin um Hilfe bitten).

Oft sind einem die Stärken und Ressourcen, die auch bei der Bewältigung von Stress helfen, gar nicht bewusst. Es ist daher wichtig, dass Sie sich klar machen, was Sie in solchen stressigen Situationen selbst tun können. Einige Beispiele für Bewältigungsstrategien finden Sie im folgenden Kasten. Diese können Sie als Ideensammlung nutzen, um sich zu überlegen, wie Sie stressige Situationen bewältigen.

Beispiele für Bewältigungsstrategien

- Einen Freund oder eine Freundin um konkrete und praktische Hilfe bitten.
- Einem Freund oder einer Freundin von den eigenen Problemen in Ruhe erzählen.
- Aufgaben an den Kollegen oder die Kollegin abgeben.
- Nein sagen.
- Prioritäten setzen.
- Entspannungsmethoden anwenden.

- Die anstehende Aufgabe gut planen und mögliche Schwierigkeiten vorher bedenken.
- Gutes Zeitmanagement.
- Für ausreichend Schlaf sorgen.
- Trotz belastender Situation versuchen, positiv zu denken.
- Sport treiben.

Zusammenfassend bleibt zu sagen, dass es verschiedene Ansatzpunkte zum Umgang mit Stress gibt. Dazu gehören: ein Entspannungsverfahren erlernen, eigene Stressverstärker erkennen und verändern und schließlich eigene Bewältigungsstrategien bewusst machen und diese aktiv nutzen.

3.5 MODUL 5: Ernährung und Bewegung – Was hat das eigentlich mit PMS/PMDS zu tun?

Dieses Kapitel beschäftigt sich mit den Themen Ernährung und Bewegung, ohne aber ein Fitness- oder Diätprogramm sein zu wollen. Ziel ist es vielmehr, einen Einblick in die Zusammenhänge mit der PMS/PMDS-Symptomatik zu bekommen, eigene Ernährungs- und Bewegungsgewohnheiten zu erkennen und schließlich zu hinterfragen, welche Verhaltensweisen gesundheitsförderlich und welche weniger hilfreich sind. Wenn Sie das Gefühl haben, dass Sie einen sehr ausgewogenen Ernährungsstil haben und sich regelmäßig und ausreichend bewegen, dann ist dieses Kapitel für Sie vermutlich weniger bedeutsam. Wir empfehlen Ihnen dann, nur die Kapitel 3.5.1.2 und 3.5.1.3 zur wechselseitigen Bedingtheit von Ernährung und PMS/PMDS-Symptomatik sowie das Kapitel 3.5.3 zur Rolle von Bewegung bei PMS/PMDS zu lesen.

3.5.1 Welche Rolle spielt Ernährung bei PMS/PMDS?

Alles, was wir essen, beeinflusst uns – das ist so weit nichts Neues. Wie Sie schon im Zusammenhang mit dem Erklärungsmodell (vgl. Kapitel 1.2) gelesen haben, kann auch Ernährung die prämenstruellen Symptome beeinflussen. Viele Frauen berichten zudem, dass sich ihr Essverhalten in der prämenstruellen Phase verändert (z. B. Lust auf süße oder stark salzhaltige Speisen). Beeinflussen sich Ernährung und PMS/PMDS also wechselseitig? Zunächst geht es aber um die Frage, warum wir überhaupt essen und welchen Einfluss Essen auf die Stimmung ganz allgemein hat.

3.5.1.1 Essen als Gewohnheit und als Versuch, Gefühle zu verändern

Natürlich isst man in erster Linie, um den Körper mit Nährstoffen zu versorgen. Allerdings gibt es auch Situationen, in denen die Nährstoffversorgung nicht der entscheidende Grund fürs Essen ist. Gegessen wird dann zum Beispiel aus *Gewohnheit* oder aufgrund eines bestimmten *Gefühlszustandes.* Ein Beispiel für eine (schöne) Gewohnheit ist das gemeinsame Abendessen mit der Familie. Das gemeinsame Essen ist ein verbindendes Ritual, es stiftet Gemeinschaft und ist ein wichtiger Punkt im Tagesablauf. Ein anderes Beispiel für Essen aus Gewohnheit ist zum Beispiel das Popcorn im Kino. Anders als beim Familienessen geht es hier weniger um die Gemeinschaft, sondern stärker um die Gewohnheit: Das Essen wird als (notwendiger) Teil des gemütlichen Kinobesuchs angesehen.

Neben Gewohnheiten führen auch verschiedene *Gefühlszustände* zum Essen ohne Hunger. Das kann ein Essen als Belohnung sein, weil etwas besonders gut gelungen ist oder endlich geschafft ist. Andersherum kann Essen auch ein Trost sein, wenn es einem nicht so gut geht. Kennen Sie das? Sie sind traurig, verärgert, verletzt? Sie fühlen sich einsam? Ihnen ist langweilig oder Sie sind total gestresst? Essen hat in solchen Situationen die Funktion, unangenehme Gefühle wie Traurigkeit, Einsamkeit, Überforderungsgefühle oder Langeweile zu vertreiben oder anders gesagt: Man schluckt die unangenehmen Gefühle hinunter.

Merke

Essen hat dann eine *Ersatzfunktion,* wenn es dazu dient, unangenehme Gefühle wie Ärger, Traurigkeit, Einsamkeit oder Langeweile zu vertreiben. Es geht in diesem Fall nicht darum, ein schönes gemeinsames Erlebnis zu haben (also etwas *Positives* herzustellen), sondern darum, ein unangenehmes Erlebnis zu beenden oder zu vermeiden (etwas *Negatives* zu vertreiben).

Natürlich spricht nichts dagegen, auch mal nicht aus Hunger zu essen, sondern weil es eben gerade so gemütlich ist oder weil der Kuchen beim langersehnten Kaffeeklatsch einfach so gut schmeckt. Essen ist hier ein Genusserlebnis, das viele angenehme Gefühle auslösen kann. Kritisch ist Essen dann, wenn es eine *Ersatzfunktion* hat, weil einem keine anderen Strategien einfallen, um negative Gefühle abzubauen. Deutliche Hinweise dafür, dass das Essen gerade nur einen *Ersatz* darstellt, sind zum Beispiel das Herunterschlingen von Essen, das unbewusste Essen oder das Essen, obwohl Hunger und Appetit längst weg sind – kurzum, wenn wir das Essen nicht mehr genießen.

Essen als Ersatzfunktion ist deshalb so kritisch, weil es damit leider nicht gelingt, unangenehme Gefühle zu vertreiben, oder wenn, dann nur für sehr kurze Zeit. Das liegt daran, dass sich das eigentliche Problem durch Essen nicht verändert: Wenn Sie zur Schokolade greifen, weil Sie sich einsam fühlen, wird dadurch die Einsamkeit nicht verschwinden. Ganz im Gegenteil: Es ist gut möglich, dass sich die Stimmung nach einem kurzen Hoch noch verschlechtert, z. B. weil Sie ein schlechtes Gewissen haben, dass Sie so viel Schokolade gegessen haben. Das Essen als Ersatz hat also nicht langfristig funktioniert.

Da Stimmungsschwankungen ein häufiges Symptom von PMS/PMDS sind, kann Essen hier eine wichtige Rolle spielen. In den beiden nächsten Kapiteln soll es daher darum gehen, wie sich Ernährung und PMS/PMDS wechselseitig beeinflussen.

3.5.1.2 Einfluss der Ernährung auf die PMS/PMDS-Symptomatik

Besonders während der prämenstruellen Phase reagiert der Körper sensibel auf unterschiedliche Reize, z. B. auch auf Nahrungsmittel. Frauen unterscheiden sich stark darin, welche Nahrungsmittel eine Rolle spielen und wie stark deren Einfluss auf die Symptomatik in der prämenstruellen Phase ist. Die Forschung zum Zusammenhang zwischen Ernährung und PMS/PMDS steht noch sehr am Anfang (Strahler et al., 2020). Um den Einfluss von Ernährung auf die Symptomatik zu veranschaulichen, greifen wir exemplarisch zwei Lebensmittel heraus.

Koffein. Wenn Sie mehrere Tassen Kaffee am Tag trinken, kann dies zu einer Aktivierung des autonomen Nervensystems führen, was wiederum mit der vermehrten Ausschüttung von Stresshormonen verbunden ist. Stresshormone beeinflussen die Stimmung; viele Frauen reagieren mit Ängstlichkeit oder Gereiztheit. Koffein kann also eine gereizte Stimmung auslösen oder dazu führen, dass eine aufgrund des PMS/PMDS aktuell bestehende gereizte Stimmung weiter verstärkt wird.

Salzhaltige Nahrungsmittel. Einige Frauen haben während der prämenstruellen Phase vermehrt Hunger auf Salzhaltiges. Dieser entsteht unter anderem dadurch, dass hormonelle Veränderungen ein Ungleichgewicht im Elektrolythaushalt (Mineralstoffhaushalt) auslösen. Um einen solchen Mineralstoffmangel auszugleichen, sehnt sich der Körper nach salzigen Lebensmitteln. Darüber hinaus benötigt der Körper viel Wasser, damit die Mineralien durch den Körper wandern und effektiv für hormonelle Reaktionen genutzt werden können. Hier ist der Hunger auf Salziges eine Art Trick: Durch den Verzehr von Salz wird das Durstgefühl stimuliert, sodass dadurch mehr Flüssigkeit aufgenommen wird. Wird jedoch viel salzhaltige Nahrung aufgenommen, hat das wiederum den Nachteil, dass Symptome wie Wassereinlagerungen, aufgeblähter Bauch oder Spannungsgefühle in der Brust entstehen oder sich verstärken.

Einzelne Nahrungsmittel können also prämenstruelle Symptome auslösen oder vorhandene Symptome verstärken. Gleichzeitig beeinflussen aber die Symptome selbst auch, was wir essen. Diesen Zusammenhang schauen wir uns im folgenden Kapitel an.

3.5.1.3 Einfluss der PMS/PMDS-Symptomatik auf die Ernährung

Einige Frauen berichten während der prämenstruellen Phase von Appetit auf spezifische Lebensmittel oder allgemein vermehrten Hunger. Hierfür gibt es zwei Erklärungen:

1. *Veränderungen im Progesteronspiegel:* Progesteron ist ein Sexualhormon, das in der prämenstruellen Phase vermehrt ausgeschüttet wird und den Stoffwechsel anregt, was wiederum mit einer Appetitsteigerung einhergeht (Strahler et al., 2020).
2. *Veränderungen im Blutzuckerspiegel:* Der Blutzuckerspiegel (ein Maß dafür, wie viel Glukose, also Zucker, im Blut ist) steigt während des Zyklus kontinuierlich an, sinkt aber fünf bis zehn Tage vor der Menstruation stark ab. Ein solches Absinken führt – auch zyklusunabhängig (z. B. nach viel Sport) – zum Essen von stark kalorienhaltiger Nahrung.

An dieser Stelle kommt auch nochmal das Thema Essen als Ersatzfunktion zum Tragen: Gerade wenn man dazu neigt, in belastenden Situationen zu essen, um die Stimmung aufzuhellen, dann ist es sehr wahrscheinlich, dass auch dann (vermehrt) gegessen wird, wenn starke PMS/PMDS-Symptome auftreten. Es ist also gut möglich, dass man dem hormonell bedingten Heißhunger auf Süßes oder Salziges schneller nachgibt, weil man die schlechte Stimmung durch Essen verbessern will.

Merke

Ernährung und PMS/PMDS-Symptomatik beeinflussen sich wechselseitig. Bestimmte Nahrungsmittel können prämenstruelle Symptome verstärken und hormonelle Veränderungen in der prämenstruellen Phase können durch Heißhunger dazu führen, dass mehr oder vor allem ungesunde Nahrung aufgenommen wird.

3.5.2 Eine förderliche Ernährung – was kann ich selbst tun?

Im Rahmen dieses Ratgebers ist es weder sinnvoll noch möglich, umfassende Ernährungstipps zu geben. Daher werden im Folgenden drei wichtige Schritte zum Thema Ernährung vorgestellt, die speziell bei PMS/PMDS hilfreich sein können. Für weitere Erklärungen zu ausgewogener Ernährung sei auf entsprechende spezifische Literatur verwiesen, beispielsweise die Empfehlungen der Deutschen Gesellschaft für Ernährung (www.dge.de) oder des Bundeszentrums für Ernährung (www.bzfe.de).

3.5.2.1 Schritt 1: Ein Ernährungsprotokoll führen

Oft weiß man gar nicht so genau, *was* man eigentlich alles isst, und noch weniger, *warum* man in den einzelnen Momenten gegessen hat. Bei PMS/PMDS ist es sehr hilfreich, zu wissen, wie Sie sich vor und nach dem Essen fühlen und warum Sie essen. Wenn Sie das Gefühl haben, dass bei Ihnen Ernährung und die prämenstruelle Symptomatik eng verknüpft sind, dann empfehlen wir Ihnen, für zwei Wochen ein sogenanntes Ernährungsprotokoll zu führen. Am sinnvollsten ist es, wenn Sie sich einen Zettel in die Tasche stecken, damit Sie sofort vermerken können, was Sie unter welchen Bedingungen gegessen haben – oder aber Sie führen ein digitales Ernährungsprotokoll, z. B. als Excel- oder Word-Datei auf Ihrem Computer. Welche Punkte Sie hier unbedingt notieren sollten, ist beispielhaft in Abbildung 7 dargestellt. Natürlich existieren auch unzählige Smartphone-Apps zum Thema Ernährung. Da die überwiegende Mehrheit jedoch den Fokus auf das Kalorienzählen und Abnehmen legt, sind sie für eine Beobachtung des eigenen Essverhaltens im Zusammenhang mit der PMS/PMDS-Symptomatik weniger gut geeignet.

Wichtig ist, dass Sie die Notizen direkt nach dem Essen machen, weil Sie sich sonst nicht mehr gut erinnern können. Es geht *nicht* darum, zu notieren, wie viele Kalorien Sie aufgenommen haben. Ziel ist es, herauszufinden, aus welchen Gründen Sie gegessen haben: Hatten Sie Hunger, wollten Sie aus Genuss essen oder hatte das Essen eine Ersatzfunktion (z. B. Stressabbau). Wenn es Ihnen gelungen ist, die Gründe für das Essen zu erkennen, können Sie im zweiten Schritt überlegen, ob Sie auch etwas anderes hätten machen können, was vielleicht hilfreicher gewesen wäre (z. B. einen Spaziergang oder ein Telefonat). Im Beispiel in der Abbildung 7 war das Essen eher eine Gewohnheit und ein Ersatz: Es diente dazu, sich nicht mit der Angst vor dem Termin auseinandersetzen zu müssen. Für die Person wäre es beispielsweise hilfreicher gewesen, sich mit einer Tasse Tee hinzusetzen und ein paar wichtige Punkte für den anstehenden Termin zu notieren, um die Angst verringern zu können.

3.5.2.2 Schritt 2: Empfehlungen für eine ausgewogene Ernährung bei PMS/PMDS

Im Folgenden finden Sie einige Ernährungsempfehlungen, die bei PMS/PMDS relevant sind. Es geht nicht darum, alle Hinweise umzusetzen, sondern vielmehr darum, ein Bewusstsein für verschiedene Nahrungsmittel zu erlangen. Sie entscheiden, an welchen Stellschrauben Sie vielleicht drehen wollen, um möglicherweise die PMS/PMDS-Symptomatik zu beeinflussen.

Vitamine und Mineralstoffe. Es ist sinnvoll, darauf zu achten, dass Ihr Körper ausreichend mit Vitaminen und Mineralstoffen versorgt ist. Vor allem Vitamin B_6, Magnesium, Kalium und Kalzium haben gerade in der prämenstruellen Phase eine wichtige Bedeutung, da sie helfen können, Symptome zu vermeiden bzw. zu lindern (z. B. Reduktion von Wassereinlagerungen und Muskelkrämpfen).

Uhrzeit	vorher: Gefühle, Gedanken, Verhalten	Hunger	Essen/ Trinken	Sättigung	nachher: Gefühle, Gedanken, Verhalten
10:30 Uhr	erste Pause in der Arbeit, Angst vor bevorstehendem Termin, müde	15%	4 Doppelkekse und ein großer Milchkaffee	100%	Eigentlich hatte ich gar nicht viel Hunger. Jetzt ärgere ich mich, dass ich so viel gegessen habe.

Abbildung 7: Beispiel für einen Eintrag im Ernährungsprotokoll

Salz. Sie haben bereits über den Zusammenhang zwischen salzhaltigem Essen und PMS/PMDS- Symptomen wie Wassereinlagerungen gelesen. Falls Sie zu solchen Beschwerden neigen, können Sie versuchen, in der Zeit vom Eisprung bis zum Beginn der Periode den Salzanteil in Ihrem Essen zu reduzieren. Bedenken Sie auch, dass Fertigprodukte und Snacks meist sehr salzhaltig sind.

Wasser. Dass Trinken sehr wichtig ist, ist allgemein bekannt. In der prämenstruellen Phase bietet es sich an, die aufgenommene Flüssigkeitsmenge zu steigern, damit Salze und Abfallstoffe besser ausgeschwemmt werden können. Dadurch können Sie angeschwollene Gliedmaßen vermeiden. Mehr als vier Liter pro Tag sollten es allerdings nicht sein.

Koffein. Da Koffein die prämenstruellen Symptome verstärken kann, kann es sinnvoll sein, vor allem in der prämenstruellen Phase den Konsum von Kaffee, schwarzem Tee oder sonstigen koffeinhaltigen Nahrungsmitteln einzuschränken.

Komplexe Kohlenhydrate. Vermutlich wissen Sie, dass komplexe Kohlenhydrate, also Vollkornprodukte, generell empfehlenswerter sind. Gerade in der prämenstruellen Phase sind sie besonders sinnvoll, da sie zum einen dafür sorgen, dass vermehrt das Hormon Serotonin ausgeschüttet wird, welches die Stimmung stabilisiert. Zum anderen lässt sich dadurch vermeiden, dass der Blutzuckerspiegel zu stark abfällt und Heißhungerattacken auftreten.

Zucker. Natürlich wissen Sie, dass Zucker generell nicht gesundheitsförderlich ist. Gerade in der prämenstruellen Phase ist es sinnvoll, weniger Zucker zu sich zu nehmen. Die Aufnahme von Zucker führt zu einer Aktivierung des autonomen Nervensystems, was wiederum prämenstruelle Symptome verstärken und Beschwerden wie Müdigkeit oder Reizbarkeit begünstigen kann.

Alkohol. Studien zeigen, dass Frauen in der prämenstruellen Phase stärker auf Alkohol reagieren, d.h. dass der Blutalkoholspiegel bei der gleichen Menge an Alkohol prämenstruell höher ist als in anderen Zyklusphasen. Alkohol kann zudem die prämenstruellen Symptome verstärken. Es bietet sich also an, in der Woche vor dem Einsetzen der Periode auf Alkohol zu verzichten.

Das Bundeszentrum für Ernährung (www.bzfe.de) bietet mit der App „Was ich esse“ eine einfache Methode an, im Blick zu behalten, inwiefern die eigene Ernährung den Richtlinien einer ausgewogenen Ernährung entspricht.

3.5.2.3 Schritt 3: Die Ernährung verändern? Vom IST- zum SOLL-Plan

Im ersten Schritt haben wir empfohlen, ein Ernährungsprotokoll zu führen. Das ist im Grunde ein IST-Plan, der ihr momentanes Essverhalten beschreibt. Demgegenüber steht der SOLL-Plan, der ein günstigeres Ernährungsverhalten beschreibt. Beachten Sie: Der SOLL-Plan ist kein „Idealplan“. Es geht darum, einen Plan zu entwerfen, der zu Ihnen passt und der für Sie realistisch umsetzbar ist.

Der erste Schritt ist nun, Ihr Ernährungsprotokoll genauer daraufhin zu untersuchen, *warum* Sie *was* essen. Vielleicht fallen Ihnen Lebensmittel auf, die nicht so günstig sind. Achten Sie nicht nur auf Dinge, die nicht so gut laufen, sondern machen Sie sich auch bewusst, an welchen Stellen Ihnen eine förderliche Ernährung bereits gut gelingt.

Im zweiten Schritt geht es darum, einen Soll-Plan zu erstellen. Wählen Sie dafür diejenigen Empfehlungen aus dem vorherigen Kapitel aus, die für Sie persönlich *wichtig* sind, die Ihnen aber auch *umsetzbar* erscheinen. Weder ein kompletter Verzicht auf bestimmte Lebensmittel noch das Einhalten *aller* Empfehlungen ist ein realistisches Ziel. Statt also „komplett auf Schokolade zu verzichten", wäre es beispielsweise sinnvoll, nur eine bestimmte Menge oder nur an bestimmten Tagen Schokolade zu essen. Wir empfehlen Ihnen, dass Sie maximal drei Ernährungsempfehlungen auswählen und in Ihren SOLL-Plan übernehmen.

Übung: Mein SOLL-Plan für eine hilfreiche Ernährung im Zusammenhang mit PMS/PMDS

Notieren Sie sich die Empfehlungen aus Kapitel 3.5.2.2, die Sie ausprobieren wollen. Geben Sie für jede der Empfehlungen an, wie Sie diese (a) generell in Ihrem Alltag und (b) spezifisch in der prämenstruellen Phase umsetzen wollen.

Beginnen Sie dann schrittweise, die Empfehlungen umzusetzen. Am besten starten Sie zuerst nur mit einer Strategie. Wenn dies gelingt, nehmen Sie die nächste Empfehlung hinzu. Am wenigsten hilfreich ist es, gleich mit einem sehr ambitionierten Plan zu starten, der dann aber nicht gelingt. Den Trampelpfad erarbeiten Sie sich ja auch Stück für Stück in einzelnen Schritten.

3.5.3 Welche Rolle spielt Bewegung bei PMS/PMDS?

Dass Bewegung für der Körper und das Wohlbefinden ganz allgemein wichtig ist, ist Ihnen sicherlich ebenfalls klar. Bewegung hilft, Stress abzubauen, Herz-Kreislauf-Erkrankungen vorzubeugen, Übergewicht als Risikofaktor für schwere Erkrankungen zu vermeiden und ganz allgemein das Immunsystem zu stärken. Bewegung ist auch förderlich für die seelische Gesundheit. Beispielsweise werden durch Sport Hormone (z.B. Endorphine) ausgeschüttet, die schmerzunempfindlicher machen oder Glücksgefühle auslösen. Viele Sportler:innen berichten, dass sie vor allem wegen der Stimmungsverbesserung Sport treiben. Bewegung wirkt sich aber auch deshalb positiv aus, weil sich das Körpergefühl verbessert und weil man zufrieden und stolz darüber ist, den „inneren Schweinehund" überwunden zu haben. Bewegung fördert also insgesamt auch unser Selbstwertgefühl.

Merke

Bewegung wirkt sich positiv auf das *Stresserleben,* auf die *körperliche Gesundheit* und vor allem auch auf die *seelische Gesundheit* aus (z. B. Stimmung, Selbstwert, Stolz, Körperwahrnehmung).

Die positive Bedeutung von Bewegung für Gesundheit und Wohlbefinden zeigt sich auch bei PMS/PMDS deutlich: Bewegung hilft, Stress zu reduzieren, der wiederum PMS/PMDS-Symptome auslösen oder verstärken kann. Bewegung wirkt stimmungsaufhellend und schmerzlindernd und kann damit Stimmungsschwankungen und Schmerzen entgegenwirken. Bewegung fördert die Gesundheit, z. B. wird die Durchblutung gefördert, was sich wiederum positiv auf Wassereinlagerungen auswirkt. Zusammengenommen kann Bewegung also sowohl dazu beitragen, dass die PMS/PMDS-Symptome selbst weniger stark auftreten, als auch dazu, den durch die Symptome ausgelösten Stress zu reduzieren. Bevor wir uns der Frage widmen, wie es gelingen kann, Bewegung stärker im Alltag zu verankern, möchten wir Sie zu einer kleinen Übung anregen, bei der es darum geht, herauszufinden, welche Art von Sport und Bewegung Ihnen Spaß macht und Sie tatsächlich ausführen möchten.

Übung: Was bedeuten Bewegung und Sport für mich?

Überlegen Sie als Erstes einmal, was Bewegung für Sie bedeutet. Sie können sowohl

- positive Konsequenzen (z. B. Entspannung, Leute treffen, Zeit für mich, Gewichtskontrolle) als auch
- negative Konsequenzen (z. B. Aufwand, zusätzliche Anstrengung) von Bewegung sammeln.

Als Zweites notieren Sie sich auf einem Zettel Antworten auf die folgenden Fragen:

- Welche Sport- und Bewegungsarten machen Ihnen Spaß? Was hat früher Spaß gemacht?
- In welcher Umgebung bewegen Sie sich gern? (Drinnen oder draußen? Zu Hause oder im Fitnessstudio?)
- Sind Sie bei Sport und Bewegung lieber allein oder zusammen mit anderen?
- Gibt es Sport- und Bewegungsarten, die Sie gern mal ausprobieren wollen?

- Mit welcher Sport- und Bewegungsart können Sie das erreichen, was Bewegung für Sie Positives bedeutet (aus dem ersten Teil der Übung)?

Bitte beachten Sie: Es muss keine klassische Sportart sein, auch Alltagstätigkeiten wie Gartenarbeit, Treppensteigen oder Spazierengehen zählen dazu.

3.5.4 Mehr Bewegung in den Alltag bringen – aber wie?

Bevor wir konkrete Möglichkeiten vorstellen, wie Sie mehr Bewegung in den Alltag integrieren können, schauen wir uns zuerst an, warum Bewegung nicht immer automatisch Platz im Alltag findet.

3.5.4.1 Was spricht gegen Bewegung und Sport?

Trotz der positiven Konsequenzen hat Bewegung auch unangenehme Begleiterscheinungen. Bewegung und Sport *kosten Zeit* und können *aufwändig* sein. Mehr Alltagsbewegung bedeutet zum Beispiel auch, dass man 15 Minuten länger unterwegs ist, wenn man zu Fuß geht, statt das Auto oder den Bus zu nehmen. Bewegung kann *schmerzvoll, anstrengend, ermüdend* sein. Das ist vor allem der Fall, wenn der Körper lange nicht belastet wurde, wenn es sich um ungeübte Bewegungen handelt oder wenn man sich ein sehr umfangreiches Sportprogramm vornimmt. Manche Bewegung *macht keinen Spaß*. Bei Bewegung und Sport gibt es nichts, was jeder Person gleichermaßen Spaß macht. Vermutlich kennen Sie auch Bewegungsarten, die Ihnen wenig oder gar keinen Spaß machen.

Auch wenn diese Argumente auf den ersten Blick relativ logisch klingen - sind das wirklich gute Gründe gegen Bewegung? Um diese Frage zu beantworten, ist es hilfreich, kurz- und langfristige Konsequenzen zu unterscheiden. Ein Beispiel soll dies verdeutlichen:

Beispiel: Frau Birk

Frau Birk (34 Jahre) erlebt gerade eine stressige Zeit. In drei Wochen steht eine wichtige Prüfung an, in der Familie wird sie viel gebraucht. Sie merkt, dass sie sich schlecht konzentrieren kann, gereizt ist und starke

Wassereinlagerungen hat. Eigentlich würde sie gern eine Radtour im Wald machen. Aber dazu hat Sie keine Zeit und verschiebt daher diesen Plan auf nach der Prüfung.

- *Kurzfristige Konsequenzen:* Geplante Aktivität ist zeitaufwändig; Sport wird ermüdend sein, weil sie ohnehin schon erschöpft; die Fahrt in der vollen S-Bahn macht keinen Spaß.
- *Langfristige Konsequenzen:* Der notwendige Ausgleich fehlt; Anspannung und körperliche Symptome verstärken sich weiter; Körpergefühl und körperliche Fitness verschlechtern sich.

Nehmen wir also einmal an, Frau Birk schafft es, den inneren Schweinehund zu besiegen, das Fahrrad zu packen und loszufahren.

- *Kurzfristige Konsequenzen (neu):* Fahrradausflug ist aufwändig; Muskelkater.
- *Langfristige Konsequenzen (neu):* Abbau körperlicher Anspannung, dadurch bessere Konzentrationsfähigkeit; Entspannung durch Ablenkung; besserer Schlaf nach körperlicher Aktivität; Steigerung der Fitness.

Das Beispiel zeigt, dass die unangenehmen kurzfristigen Konsequenzen zwar gegen Bewegung sprechen, die langfristigen Konsequenzen dies aber locker wett machen. Es ist daher die Frage, wie man es schaffen kann, die kurzfristig negativen Konsequenzen zu überwinden, um in den Genuss der langfristigen positiven Konsequenzen zu kommen. Das ist nicht so einfach! Da die kurzfristigen Konsequenzen leichter greifbar und sichtbar sind, steuern sie eher unser Verhalten: Es ist uns sofort klar, dass Joggen im Regen ziemlich ungemütlich ist. Dass es einem nach dem Laufen besser gehen wird, muss man sich hingegen erstmal bewusst sagen.

Im Folgenden stellen wir Ihnen zwei Wege vor, wie Sie mehr Bewegung in Ihr Leben integrieren können, wenn das für Sie ein Ziel ist. Bitte bedenken Sie, dass es nicht um sportliche Bestleistung geht, sondern darum, Bewegungsmangel abzubauen und einige Bewegungseinheiten in den Alltag zu integrieren. Jede Bewegung, die Sie Ihrem Körper gönnen, wird ihm guttun und sich bemerkbar machen, z.B. durch weniger belastende prämenstruelle Symptome und bessere Gesundheit.

3.5.4.2 Mehr Bewegung in den Alltag bringen

Ein erster möglicher Schritt ist, Bequemlichkeiten im Alltag durch Bewegung zu ersetzen. Benutzen Sie die Treppe statt des Aufzugs, steigen Sie eine Station früher aus dem Bus bzw. der U-Bahn, wählen Sie einen weiter entfernten Parkplatz oder gehen Sie den ganzen Weg zu Fuß. Haben Sie ein längeres Telefonat geplant? Dann gehen Sie dabei spazieren. Verabreden Sie sich zum Spazierengehen statt ins Café. Sie sehen – es gibt unzählige Möglichkeiten. Für viele Alltagsbewegungen muss man kaum mehr Zeit einplanen, denn ehe man auf den Bus gewartet hat, ist man schon die ersten hundert Meter gelaufen oder geradelt. Auf diese Weise kommt ganz automatisch mehr Bewegung in Ihr Leben.

Denken Sie auch nochmal zurück an die Abschnitte zum Thema Ernährung (vgl. Kapitel 3.5.1 und 3.5.2): Gerade wenn es Ihnen nicht gut geht und Sie sich am liebsten mit Schokolade auf die Couch verziehen wollen, ist es eine prima Idee, die Schuhe zu schnüren und einen Spaziergang zu machen. Entweder allein oder mit einer anderen Person. Dann können Sie darüber reden, was Sie belastet, oder sich einfach nur ablenken. Auf diese Weise können Sie gleich zwei Fliegen mit einer Klappe schlagen: Sie kommen nicht in Versuchung, die schlechte Stimmung mit Essen (ohne Hunger) hinunterzuschlucken, und tun gleichzeitig Ihrem Körper mit der Bewegung etwas Gutes. Wenn Sie Kinder haben, können Sie das auch wunderbar für Bewegung nutzen. Machen Sie lange Spaziergänge mit dem Kinderwagen oder spielen Sie Fangen mit den großen Kindern. Jedes kleine Stück Bewegung wird Ihnen helfen, ihre körperliche und seelische Gesundheit zu stabilisieren oder zu verbessern.

Übung: Alltäglichkeiten mit Bewegung verknüpfen

Jetzt sind Sie nochmal dran. Überlegen Sie, an welchen Stellen Sie mehr Bewegung unterbringen können. Wichtig ist, dass Sie etwas finden, was zu Ihnen passt – nur dann ist es auch umsetzbar.

Am besten lassen Sie einfach einmal die letzten drei Tage im Kopf Revue passieren. In welchen Situationen hätten Sie noch mehr Bewegung in Ihren Alltag einbinden können? Notieren Sie sich möglichst viele Ideen und fangen Sie am besten direkt an, die erste auszuprobieren.

Wenn Sie es schaffen, die ersten Veränderungen im Alltag umzusetzen, ist ein erster wichtiger Schritt hin zu mehr Bewegung schon getan. Machen Sie die Veränderungen zur Gewohnheit: Überlegen Sie nicht erst, ob Sie die Treppe nehmen, sondern laufen Sie einfach los. Mit der Zeit können Sie beginnen, die Intensität der Bewegung zu steigern. Machen Sie aus einem kurzen Spaziergang einen längeren, erhöhen Sie das Tempo, nehmen Sie zwei Treppenstufen auf einmal. Der Vorteil daran ist, dass Sie sich mehr bewegen, ohne viel dafür tun zu müssen. Die Bewegung passiert fast ganz nebenbei.

3.5.4.3 Mein persönliches Sportprogramm

Neben den kleineren Bewegungseinheiten im Alltag ist es natürlich auch hilfreich für den Umgang mit PMS/PMDS, wenn Sie mehr Sport treiben. Am sinnvollsten zur Steigerung der Fitness und für den Stressabbau sind Ausdauersportarten, weil Sie sich hier über einen längeren Zeitraum relativ konstant bewegen, also z. B. Radfahren, Nordic Walking, Wandern, Joggen oder Schwimmen.

Vielleicht denken Sie jetzt „Ach, das hab' ich schon so oft probiert, aber ich halte es doch nie durch". Das kann mehrere Gründe haben: Der erste Grund ist die *fehlende Gewohnheit.* Alles was man nur ab und zu macht und damit nicht als feste Gewohnheit hat, ist langfristig schwer beizubehalten. Daher ist es wichtig, dass Sie den Sport zu einem normalen Teil im Tagesablauf werden lassen. Wenn das gelungen ist, werden Sie nicht jedes Mal aufs Neue überlegen, ob Sie nun Sport machen wollen oder nicht. Dazu ist es am Anfang hilfreich, den Sport als festen Termin im Kalender einzutragen oder sich mit anderen Personen zu verabreden. Nach einer Weile wird die Bewegung für Sie selbstverständlich.

Ein zweiter Grund kann sein, dass Sie noch nicht die Sportart gefunden haben, die zu Ihnen passt. Wenn etwas keinen Spaß macht, kann man es nicht langfristig durchhalten. Erinnern Sie sich nochmal an die Übung „Was bedeuten Bewegung und Sport für mich" (vgl. S. 84). Dabei haben Sie Formen von Bewegung und Sport gesammelt, die Ihnen Spaß machen. Versuchen Sie anhand dieser Überlegungen eine geeignete Bewegung für sich zu finden. Vielleicht können Sie eine Sportart von früher wiederbeleben? Oder gibt es etwas, was Sie schon immer mal gerne ausprobieren wollten? Notieren Sie sich eine oder mehrere Sport- und Bewegungsarten, bei denen möglichst viele Ihrer „Bedingungen“ erfüllt sind. Ergänzen Sie direkt dazu, *warum* diese Sportart die Richtige für Sie ist. Das wird es Ihnen auch in schwierigen Situationen leichter machen, den Sport tatsächlich zu machen.

Wenn Sie eine passende Bewegungsart gefunden haben, die Sie gut in den Alltag integrieren können, dann geht es „nur“ noch ums Durchhalten. Dazu finden Sie im Kasten ein paar Tipps.

So halte ich mein Sport- und Bewegungsprogramm durch!

- *Kein überhöhter Ehrgeiz.* Wenn Sie längere Zeit keinen oder wenig Sport gemacht haben, dann fangen Sie langsam und schrittweise an. Freuen Sie sich über jeden kleinen Schritt. Vielleicht nutzen Sie eine Bewegungs-App als Motivationshilfe? Sie kann Ihnen helfen, Ihr Pensum langsam zu steigern, sollte aber keinen Druck ausüben.
- *Überbeanspruchung vermeiden.* Gerade am Anfang ist die Daumenregel, dass Sie sich während des Sports noch unterhalten können. Auf diese Weise können Sie Überbeanspruchung vermeiden, die Schmerzen verursacht und sich damit langfristig schlecht auf Ihre Motivation auswirkt.
- *Pausen machen.* Wenn Sie mit einer neuen Sportart beginnen, steigen Sie nicht mit der höchstmöglichen Intensität ein. Machen Sie Pausen, in denen Sie das Tempo bzw. die Intensität drosseln. Es ist hilfreicher, länger aktiv zu sein, als nach 15 Minuten frustriert aufzugeben.
- *Erst die Dauer, dann die Intensität erhöhen.* Wenn Sie merken, dass Sie mit Ihrem Einstiegsprogramm gut zurechtkommen, dann beginnen Sie, Pausen zu reduzieren und eine längere Zeit am Stück aktiv zu sein. Erst, wenn das gut klappt und Sie sich weiterhin wohl fühlen, sollten Sie die Intensität weiter erhöhen.

Die Hinweise erscheinen auf den ersten Blick völlig offensichtlich, sind aber durchaus wichtig: Wenn man motiviert ist, etwas Neues zu beginnen, dann steigt man oft mit voller Energie ein. Das führt bei Sport häufig dazu, dass man sich überlastet und dann aufhören muss. Das wiederum kann dann so frustrieren, dass man beim nächsten Mal gar nicht erst beginnen möchte. Daher ist es viel wichtiger, langsam und kontinuierlich in ein neues Bewegungsprogramm zu starten als mit unrealistischen Zielen. Beginnen Sie mit kleinen Schritten und freuen Sie sich über jeden kleinen Erfolg.

Übung: Mein persönliches Sportprogramm

Sie haben in einer vorherigen Übung schon überlegt, welche Art von Bewegung zu Ihnen passt. Machen Sie sich jetzt einen Plan, wie Sie die Bewegung in Ihren Alltag integrieren können. Nehmen Sie sich Ihren Kalender und prüfen Sie direkt für diese Woche, wann eine Sporteinheit reinpasst, und tragen Sie einen Termin ein. Schreiben Sie gleich jetzt der Freundin eine Nachricht und verabreden Sie sich zum Sport. Versuchen Sie alle möglichen Hindernisse (z.B. „Ich habe keine Sportsachen“) direkt auszuräumen, damit es dann tatsächlich losgehen kann.

Fazit

Nun sind Sie und wir am Ende des Buches angelangt. Wir hoffen, dass wir Ihnen ein umfassendes Bild zu PMS und PMDS gegeben haben und Sie in den fünf Modulen neben all den Informationen vor allem auch viele Ideen für den ganz konkreten Umgang mit der Symptomatik bekommen haben. Es war unser Ziel, Ihnen ganz verschiedene Wege aufzuzeigen, was Sie selbst tun können, um die Belastung zu reduzieren und in Ihrem Alltag gelassen(er) mit den auftretenden prämenstruellen Symptomen umzugehen. Wir wünschen Ihnen, dass Ihnen das gelingt!

Wenn Sie merken, dass Ihre Symptome Sie doch stärker belasten und das Buch nicht „ausreicht“, dann nutzen Sie unsere Empfehlungen für eine weiterführende (psychotherapeutische) Behandlung. Adressen von wohnortnahen Psychotherapeut:innen bekommen Sie im Internet, z.B. unter *www.psychotherapeutensuche.de,* oder von Ihrer Krankenkasse. Uns erreichen Sie am besten per E-Mail unter *weise@uni-marburg.de* oder *kontakt@gudrun-kaiser.de.*

Anhang

Literatur

American Psychiatric Association (APA). (2013). *Diagnostic and statistical manual of mental disorders. Fifth edition. DSM-5*. Washington, DC: American Psychiatric Association. https://doi.org/10.1176/appi.books.9780890425596

Bernstein, D. A. & Borkovec, T. D. (2013). *Entspannungstraining. Handbuch der Progressiven Muskelentspannung nach Jacobson* (Band 12). Stuttgart: Klett-Cotta.

Borenstein, J., Chiou, C. F., Dean, B., Wong, J. & Wade, S. (2005). Estimating direct and indirect costs of premenstrual syndrome. *Journal of Occupational and Environmental Medicine, 47*(1), 26–33. https://doi.org/10.1097/01.jom.0000150209.44312.d1

Braverman, P. K. (2007). Premenstrual syndrome and premenstrual dysphoric disorder. *Journal of Pediatric and Adolescent Gynecology, 20*(1), 3–12. https://doi.org/10.1016/j.jpag.2006.10.007

Campagne, D. M. & Campagne, G. (2007). The premenstrual syndrome revisited. *European Journal of Obstetrics & Gynecology and Reproductive Biology, 130*(1), 4–17. https://doi.org/10.1016/j.ejogrb.2006.06.020

Cerqueira, R. O., Frey, B. N., Leclerc, E. & Brietzke, E. (2017). Vitex agnus castus for premenstrual syndrome and premenstrual dysphoric disorder: A systematic review. *Archives of Women's Mental Health, 20*(6), 713–719. https://doi.org/10.1007/s00737-017-0791-0

Craner, J. R., Sigmon, S. T. & Martinson, A. A. (2015). Self-focused attention in response to laboratory stressors among women with premenstrual disorders. *Archives of Women's Mental Health, 18*(4), 595–606. https://doi.org/10.1007/s00737-015-0505-4

de Wit, A. E., de Vries, Y. A., de Boer, M. K., Scheper, C., Fokkema, A., Janssen, C. A. H. et al. (2021). Efficacy of combined oral contraceptives for depressive symptoms and overall symptomatology in premenstrual syndrome: Pairwise and network meta-analysis of randomized trials. *American Journal of Obstetrics and Gynecology, 225*(6), 624–633. https://doi.org/10.1016/j.ajog.2021.06.090

Deutsche Gesellschaft für Psychiatrie und Psychotherapie, Psychosomatik und Nervenheilkunde (DGPPN), Bundesärtzekammer (BÄK), Kassenärztliche Bundesvereinigung (KBV) & Arbeitsgemeinschaft der Wissenschaftlichen Medizinischen Fachgesellschaften (AWMF) (Hrsg.). (2015). *S3-Leitlinie/Nationale Versorgungs-Leitlinie Unipolare Depression – Langfassung* (2. Auflage, Version 5). Verfügbar unter: https://www.awmf.org/leitlinien/detail/ll/nvl-005.html

Ellis, A. (1991). The revised ABC's of rational-emotive therapy (RET). *Journal of Rational-Emotive and Cognitive-Behavior Therapy, 9*, 139-174. https://doi.org/10.1007/BF01061227

Ellis, A. (1997). *Grundlagen und Methoden der rational-emotiven Verhaltenstherapie.* München: Pfeiffer.

Eriksson, O., Wall, A., Olsson, U., Marteinsdottir, I., Holstad, M., Ågren, H. et al. (2016). Women with premenstrual dysphoria lack the seemingly normal premenstrual right-sided relative dominance of 5-HTP-derived serotonergic activity in the dorsolateral prefrontal cortices – A possible cause of disabling mood symptoms. *Plos One, 11*(9), e0159538. https://doi.org/10.1371/journal.pone.0159538

Fontana, A.M. & Palfai, T. G. (1994). Psychosocial factors in premenstrual dysphoria: Stressors, appraisal, and coping processes. *Journal of Psychosomatic Research, 38*(6), 557–567. https://doi.org/10.1016/0022-3999(94)90053-1

Halbreich, U., Borenstein, J., Pearlstein, T. & Kahn, L.S. (2003). The prevalence, impairment, impact, and burden of premenstrual dysphoric disorder (PMS/PMDD). *Psychoneuroendocrinology, 28*, 1–23. https://doi.org/10.1016/S0306-4530(03)00098-2

Heinemann, L.A., Minh, T.D., Filonenko, A. & Uhl-Hochgräber, K. (2010). Explorative evaluation of the impact of severe premenstrual disorders on work absenteeism and productivity. *Women's Health Issues, 20*(1), 58–65. https://doi.org/10.1016/j.whi.2009.09.005

Jacobson, E. (1929). *Progressive relaxation.* Oxford: University of Chicago Press.

Kaiser, G., Schormann, A., Kues, J.N. & Weise, C. (2018). Knowledge about positive premenstrual changes and somatosensory amplification increase the report of positive premenstrual changes: An experimental study. *Psychotherapy and Psychosomatics, 87*(4), 237–239. https://doi.org/10.1159/000489499

Kendler, K.S., Karkowski, L.M., Corey, L.A. & Neale, M.C. (1998). Longitudinal population-based twin study of retrospectively reported premenstrual symptoms and lifetime major depression. *American Journal of Psychiatry, 155*(9), 1234–1240. https://doi.org/10.1176/ajp.155.9.1234

King, M. & Ussher, J.M. (2013). It's not all bad: Women's construction and lived experience of positive premenstrual change. *Feminism & Psychology, 23*(3), 399–417. https://doi.org/10.1177/0959353512440351

Klebanov, P.K. & Jemmott, J.B. (1992). Effects of Expectations and Bodily Sensations on Self-Reports of Premenstrual Symptoms. *Psychology of Women Quarterly, 16*(3), 289–310. https://doi.org/10.1111/j.1471-6402.1992.tb00256.x

Kleinstäuber, M., Witthöft, M. & Hiller, W. (2012). Cognitive-behavioral and pharmacological interventions for premenstrual syndrome or premenstrual dysphoric disorder: A meta-analysis. *Journal of Clinical Psychology in Medical Settings, 19*(3), 308–319. https://doi.org/10.1007/s10880-012-9299-y

Krampen, G. (2011). *Progressive Relaxation. Ein alltagsnahes Übungsprogramm*. Göttingen: Hogrefe.

Marjoribanks, J., Brown, J., O'Brien, P.M. & Wyatt, K. (2013). Selective serotonin reuptake inhibitors for premenstrual syndrome. *Cochrane Database of Systematic Reviews, 2013*(6), CD001396. https://doi.org/10.1002/14651858.CD001396.pub3

Michalak, J., Meibert, P. & Heidenreich, T. (2017). *Achtsamkeit üben. Hilfe bei Stress, Depression, Ängsten und häufigem Grübeln*. Göttingen: Hogrefe.

Rapkin, A.J., & Akopians, A.L. (2012). Pathophysiology of premenstrual syndrome and premenstrual dysphoric disorder. *Menopause International, 18*(2), 52–59. https://doi.org/10.1258/mi.2012.012014

Strahler, J., Hermann, A., Schmidt, N.M., Stark, R., Hennig, J. & Munk, A.J. (2020). Food cue-elicited brain potentials change throughout menstrual cycle: Modulation by eating styles, negative affect, and premenstrual complaints. *Hormones and Behavior, 124*, 104811. https://doi.org/10.1016/j.yhbeh.2020.104811

Verkaik, S., Kamperman, A.M., van Westrhenen, R. & Schulte, P.F.J. (2017). The treatment of premenstrual syndrome with preparations of Vitex agnus castus: A systematic review and meta-analysis. *American Journal of Obstetrics and Gynecology, 217*(2), 150–166. https://doi.org/10.1016/j.ajog.2017.02.028

Weise, C., Kaiser, G., Janda, C., Kues, J.N., Andersson, G., Strahler, J. & Kleinstäuber, M. (2019). Internet-based cognitive-behavioural intervention for women with premenstrual dysphoric disorder: A randomized controlled trial. *Psychotherapy and Psychosomatics, 88*(1), 16–29. https://doi.org/10.1159/000496237

Arbeitsblätter

Arbeitsblatt: Meine persönlichen Risikofaktoren **1**

Das Ziel dieser Übung ist es, Ihr erworbenes Wissen über mögliche Risikofaktoren zu prämenstruellen Beschwerden auf Ihre persönliche Situation zu übertragen. In Kapitel 1.2 finden Sie dazu eine Übersicht der möglichen Risikofaktoren, die zur Entstehung und Aufrechterhaltung von PMS/PMDS beitragen können. Zudem sind Fragen notiert, die Ihnen helfen sollen, Ihre persönlichen Risikofaktoren herauszufinden. Wenn Ihnen noch zusätzliche Dinge einfallen, die Sie als bedeutsam einschätzen, können Sie diese unter „Sonstige Risikofaktoren" eintragen.

- *Genetische Faktoren:* Trat in Ihrer Familie bereits PMS/PMDS auf? (z.B. bei Ihrer Mutter, ggf. Tanten, Schwestern)

____

____

____

____

- *Ungünstiger Lebensstil:* Gibt es Dinge bezüglich Ihres Lebensstils, die eher ungünstig bzw. ungesund sind?

____

____

____

____

- *Anhaltender Stress im Alltag:* Haben Sie in letzter Zeit vermehrt Stress erlebt? Wenn ja, in welchen Bereichen?

____

____

____

____

Arbeitsblatt: Meine persönlichen Risikofaktoren (Forts.) 1

- *Starke hormonelle Veränderungen:* Befinden Sie sich derzeit bzw. befanden Sie sich zu Beginn Ihrer Symptomatik in einer Phase starker hormoneller Veränderung? (z. B. Kinderwunsch)

____

____

____

____

- *Sonstige Risikofaktoren:* Gibt es Ihrer Meinung nach weitere Risikofaktoren, die dazu beigetragen haben könnten, dass Sie PMS/PMDS-Beschwerden entwickelt haben?

____

____

____

____

Arbeitsblatt: Mein PMS-Modell 2

Sie haben im Kapitel 1.2 bereits die entscheidenden Faktoren, die PMS/PMDS aufrechterhalten können, kennengelernt und in der vorherigen Übung Ihre eigenen Risikofaktoren gesammelt. Im nächsten Schritt geht es nun darum, dass Sie diesen Kreislauf der Entstehung und Aufrechterhaltung von PMS/PMDS auf Ihre persönliche Situation übertragen. Dazu sehen Sie auf der nächsten Seite das gesamte Modell, bei dem aber einige Kästchen noch leer sind.

1. Bitte konzentrieren Sie sich zuerst auf den Kasten „Bewertung“. Schreiben Sie einfach einmal spontan zwei Gedanken in den Kasten, die Sie zu Ihren prämenstruellen Beschwerden haben. Das soll nur eine ganz kurze Sammlung werden – später werden Sie sich noch ausführlicher mit Ihren PMS-bezogenen Gedanken beschäftigen.
2. Widmen Sie sich dann dem Gesamtmodell. Sie finden einige leere Kästchen wie z. B. „Verhalten“, „Soziales Umfeld“ und „Äußere und innere Einflüsse“. Versuchen Sie, für diese Kästen eigene Beispiele zu finden, und notieren Sie diese. Versuchen Sie auf diese Weise, Ihr ganz persönliches PMS-Modell zu erstellen.

Arbeitsblatt: Mein PMS-Modell (Forts.)

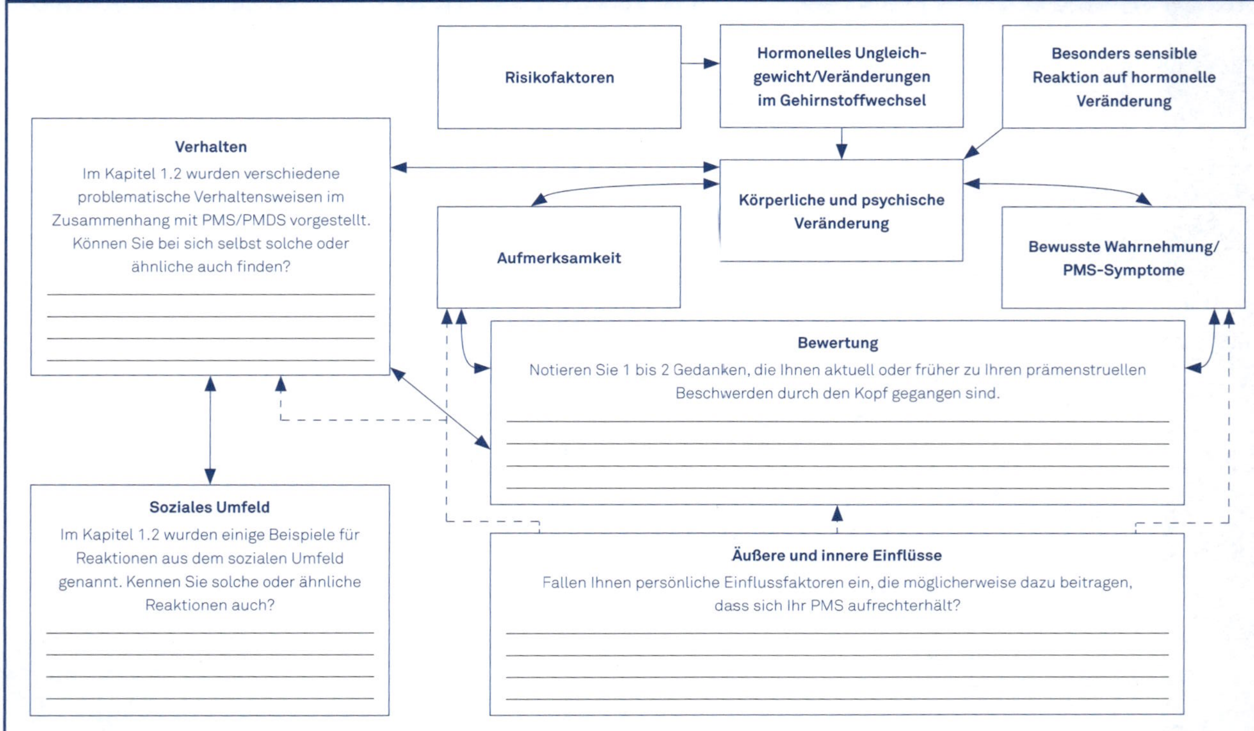

Arbeitsblatt: Gedankenprotokoll **3**

Notieren Sie in der ersten Spalte kurz die Situation. In der zweiten Spalte sammeln Sie dann alle Gedanken, die Ihnen einfallen. Schließlich können Sie in den nächsten beiden Spalten eintragen, zu welchem Ergebnis die Situation geführt hat, also Ihre Gefühle und Ihr Verhalten. In der ersten Zeile finden Sie ein Beispiel.

Auslöser/Situation	Gedanken	*Gefühl*	*Verhalten*
Wassereinlagerungen am Bauch und in den Beinen	• Ich habe schon wieder diese Wassereinlagerungen! • Ich bin total unattraktiv!	• Unwohlsein • Unzufriedenheit • Gereiztheit	• Ernährungs- und Gewichtskontrolle • Sozialer Rückzug • Keine körperbetonte Kleidung tragen

Arbeitsblatt: Meine Pro- und Contra-Liste **4**

Teil 1: Wählen Sie zuerst einen Gedanken aus dem *Gedankenprotokoll* (vgl. Arbeitsblatt 3) aus, der für Sie in der Situation besonders bedeutsam/wichtig ist und den Sie sich einmal genauer ansehen wollen. Sammeln Sie dann zuerst die Argumente, die *für* den Gedanken sprechen. Anschließend notieren Sie bitte, was *gegen* den Gedanken spricht.

Das ist mein hinderlicher Gedanke: ______________________________

____

Pro	Contra
Das spricht *für den Gedanken.*	Das spricht *gegen* den Gedanken.
______________________	______________________
______________________	______________________
______________________	______________________
______________________	______________________
______________________	______________________
______________________	______________________

Teil 2: Im zweiten Teil der Übung geht es darum, die *Konsequenzen des Gedankens* herauszufinden. Beantworten Sie dazu die folgenden Fragen auf einem separaten Blatt.

- Was wird passieren, wenn Sie dem Gedanken folgen?
- Welche Gefühle löst es aus, wenn Sie dem Gedanken folgen? Sind Sie vielleicht erleichtert und froh? Oder sind Sie eher enttäuscht oder gar verärgert?
- Welche *positiven* Konsequenzen hat es? Sind Sie zufrieden, wenn Sie so gehandelt haben?
- Welche *negativen* Konsequenzen hat es? Haben Sie Ihre Ziele erreichen können? Gibt es ein Ziel, was Sie vielleicht *nicht* erreicht haben?
- Bringt der Gedanken Sie zu Verhaltensweisen, die Sie eigentlich lieber ändern würden? Wenn ja, zu welchen?

Arbeitsblatt: Der Beste-Freundin-Trick 5

Überlegen Sie sich zuerst, welche kürzlich erlebte schwierige Situation Sie sich ansehen möchten und welcher besonders hinderliche Gedanken Ihnen dabei durch den Kopf ging. Notieren Sie dies. Beantworten Sie anschließend die Fragen und überlegen Sie auf diese Weise, welche Tipps Sie einer guten Freundin geben würden.

Situation: ____________________

Hinderlicher Gedanke: ____________________

Was würden Sie Ihrer Freundin raten? Wie soll sie sich in Zukunft in solchen Situationen verhalten? ____________________

____

____

Was würden Sie zu den Gedanken Ihrer Freundin sagen? ____________________

____

____

Wie würden andere die Situation sehen? ____________________

____

____

Sind die Gedanken Ihrer Freundin realistisch? ____________________

____

____

Arbeitsblatt: Meine Stressoren und Stressverstärker **6**

Teil 1: Überlegen Sie sich, was Ihre *persönlichen Stressoren* in verschiedenen Lebensbereichen sind. Stressoren sind leichter zu entdecken, wenn Sie sich an den in Klammern genannten Fragen orientieren.

Lebensbereiche (z.B. Partnerschaft, Familie, Freund:innen, Bekannte, Beruf, Haushalt, Freizeit)	Stressoren (Was stresst mich? Was macht mich unzufrieden und löst deshalb Stress aus? Was belastet mich in Lebensbereichen?)

Arbeitsblatt: Meine Stressoren und Stressverstärker (Forts.) 6

Teil 2: Was sind Ihre *persönlichen Stressverstärker?* Um Ihre Stresskomponenten zu entdecken, vervollständigen Sie bitte einmal die folgenden Satzanfänge. Denken Sie dazu an belastende Situationen im letzten Monat und notieren Sie Antworten entsprechend Ihren Erfahrungen. Ein kleiner Tipp: Stressverstärker sind – wie hinderliche Gedanken – oft an Schlüsselwörtern wie „immer", „nie", „müssen", „dürfen", „alle" oder „niemand" zu erkennen.

Stressoren: Ich gerate in Stress, wenn ...

____

____

Stressverstärker: Ich setze mich selbst unter Stress, indem ...

____

____

Stressreaktion: Wenn ich im Stress bin, dann ...

____

____